Defesas do ego

Dados Internacionais de Catalogação na Publicação (CIP)
(Câmara Brasileira do Livro, SP, Brasil)

Almeida, Wilson Castello de
Defesas do ego : leitura didática de seus mecanismos / Wilson Castello de Almeida. -- 3. ed. -- São Paulo : Ágora, 2009.

Bibliografia.
ISBN 978-85-7183-053-0

1. Ego (Psicologia) 2. Mecanismo de defesa (Psicologia) I. Título.

08-12339 CDD-154.22

Índice para catálogo sistemático:

1. Defesas do ego : Psicologia 154.22

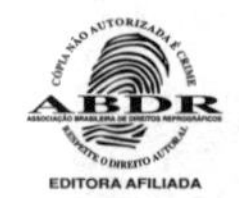

Wilson Castello de Almeida

Defesas do ego

Leitura didática de seus mecanismos

DEFESAS DO EGO
Leitura didática de seus mecanismos

Editora executiva: **Soraia Bini Cury**
Assistentes editoriais: **Andressa Bezerra e Bibiana Leme**
Capa: **Gabrielly Silva**
Projeto gráfico e diagramação: **Casa de Idéias**

2ª reimpressão, 2021

Editora Ágora
Departamento editorial
Rua Itapicuru, 613 – 7º andar
05006-000 – São Paulo – SP
Fone: (11) 3872-3322
http://www.agora.com.br
e-mail: agora@agora.com.br

Atendimento ao consumidor
Summus Editorial
Fone: (11) 3865-9890

Vendas por atacado
Fone: (11) 3873-8638
e-mail: vendas@summus.com.br

Impresso no Brasil

SUMÁRIO

APRESENTAÇÃO

Cem anos após o surgimento das revolucionárias ideias de Freud, os estratos intelectuais do mundo ocidental estão impregnados de conceitos psicanalíticos. A psicanálise atravessou a cultura, interpretando-a e sendo por ela interpretada, fazendo pouso duradouro nas entranhas das ciências humanas e da filosofia. Todos os avanços da neurociência e da psicofarmacologia não desbancaram a importância e a necessidade das psicoterapias como processo de autoconhecimento, busca curativa dos transtornos mentais e equacionamento e superação dos conflitos existenciais. E, por isso mesmo, todas as formas de psicoterapia não podem abrir mão do que se conhece a respeito dos mecanismos de defesa.

Quando reconhecidas como fator de integração, as defesas compõem a personalidade saudável; quando participam dos transtornos de personalidade, são diagnosticadas como fator de doença. E a forma como o paciente vivencia as suas defesas no comércio da vida repete-se sempre na relação com o terapeuta e com o grupo terapêutico.

Nos seus primórdios, a agressividade e a sexualidade eram as principais justificativas para o surgimento dos mecanismos de defesa. Hoje, sem descartar o que é pulsional, as psicoterapias ocupam-se de fatores diversos, responsáveis por erigir barreiras emocionais e até mesmo funcionais no relacionamento intersubjetivo das pessoas.

É dessa perspectiva que este livro pretende iniciar o leitor no assunto, sempre do interesse das pessoas ligadas à área do conhecimento circunscrita pela sigla "psi" – psicanálise, psiquiatria, psicodrama, psicologia –, bem como do interesse de leigos cultos.

Classicamente o temário foi inaugurado pelos Freud, pai e filha, com o título "mecanismos de defesa do Ego". Outros autores, mesmo reconhecendo que a titulação consagrada não sofrerá mudanças, propõem denominações mais condizentes com o entendimento que se foi formando em torno do tema. Assim: "mecanismos de intercâmbio do Ego", "mecanismos de operação do Ego", "dinâmica de ajustamento do Ego", "dinâmica das relações do Ego", "dinamismos de troca e permutação do Ego" e outras.

Em sentido amplo, as defesas são distinguidas com as seguintes variáveis: o lugar psíquico, o agente, a finalidade, os motivos e, por fim, os seus mecanismos. É desse último parâmetro que falarei.

Segundo o psicanalista Marco Aurélio Baggio[1], esse é um estudo dos mais bem explorados, não se esperando nada de substancialmente novo em seu ensino e, por isso mesmo, seria imperdoável ignorá-lo ou conhecê-lo superficialmente. Ouvindo-o produzi a presente matéria, que não é original no conteúdo, mas tem a intenção de ser diferente em sua sistemática para torná-la compreensível a quem começa.

Os mecanismos de defesa compõem argumento a que chamo "patinho feio" da psicanálise porque, ligados de certo modo às funções adaptativas do Ego, foi-lhes atribuído um colorido ideológico, execrado pelos que veem na tarefa psicanalítica apenas a busca do objeto inconsciente do desejo. No entanto, essa discussão não será encarada neste espaço para evitar o debate acadêmico que poria em risco a meta singela da proposta, que é a dos primeiros ensinamentos.

Historicamente, quatro são os nomes que se ligam à montagem da proposição freudiana: o próprio Sigmund Freud, sua filha Anna, Freud, o mais dedicado continuador dos estudos sobre neurose, Otto Fenichel, e a mulher que revolucionou a psicanálise, Melanie Klein. Depois deles, muita gente opinou sem contribuições essenciais, apenas com complementações pedagógicas.

Os conceitos de Lacan ganham luz própria. Na verdade, com uma crítica severa ao conceito de Ego defendido por Anna Freud e Fenichel, ele rebateu: "Todo o progresso dessa psicologia do eu pode resumir-se nestes termos: o eu está estruturado exatamente como um sintoma. No interior do sujeito, não é senão um sintoma privilegiado. É o sintoma humano por excelência, é a doença mental do homem".

---

[1] Baggio, M. A. *O ego e seus mecanismos de operação psíquicos*. Belo Horizonte, Libergráfica, 1983.

Porém, toda essa argumentação não nos impede de conhecer o que sejam as defesas do Ego, até mesmo para questioná-las, particularmente na sua heterogeneidade de planos conceituais.

Em *Inibição, sintoma e angústia* (1926), Freud concluiu melhor suas ideias e definiu os mecanismos de defesa como meios usados pelo Ego para obstar a ameaça da ansiedade[2].

Anna Freud, cuidadosamente, chamou a atenção para o perigo de se eliminar as medidas defensivas do Ego, sem estarmos em condições de ir imediatamente ao seu auxílio. Para ela, não seria boa meta terapêutica "quebrar defesas" apenas por quebrar.

Fenichel alertou-nos para o fato de os conflitos defensivos serem mais complicados do que se pode imaginar à descrição dada pelos experts, pois nem sempre ocorreriam isolados e sim em interações complexas. Acrescente-se a isso o fato de a noção apontar para vieses diversos, como são o intelectual e o pulsional, o consciente e o inconsciente, dificultando o entendimento operacional do conceito.

Para Melanie Klein, todos os aspectos da vida mental, nos primeiros anos de vida, já seriam utilizados pelo Ego como defesa contra a ansiedade. Com especulações intelectuais ousadas ela postulou que o complexo de Édipo e o Superego se formassem em idade muito mais precoce do que propunha Freud e que a criança, ao nascer, já tivesse Ego suficiente para vivenciar angústias, fantasias e para construir mecanismos de defesa.

Por tudo, as defesas não devem ser vistas como sinônimo exclusivo de patologia, mas como o mais primitivo recurso do Ego para permanecer íntegro e integrado. Elas fazem parte da

---

[2] Utilizo os termos "angústia" e "ansiedade" como sinônimos intercambiáveis.

estrutura constitutiva da personalidade, com expressão nítida no seu setor operativo-cultural que é o "papel". O seu uso adequado ou inadequado, sempre em plano inconsciente e automático, é que definirá os polos saúde-doença e determinará ou não a função psíquica equilibrada e necessária para a saúde global.

Vamos ao texto, não sem antes pedir aos doutos simpatia para o propósito didático do livro e aos iniciantes, a graça de sua leitura inteligente.

WILSON CASTELLO DE ALMEIDA

UM

Conceito de personalidade

Comecemos por examinar o conceito, nas palavras de G. W. Allport: "A personalidade é a organização dinâmica, no indivíduo, dos sistemas psicológicos e físicos que determinam seu comportamento e seu pensamento característicos".

Ao demonstrar sua personalidade, uma pessoa desvelará inúmeros comportamentos e pensamentos gerais universais, comuns a todos os da sua espécie. O que permitiu Conan Doyle falar pela boca de Sherlock Holmes:

> Embora cada homem seja um quebra-cabeça insolúvel, no conjunto se torna uma certeza matemática. Você nunca pode prever o que determinado homem fará, mas você pode dizer, com precisão, o que um número médio será capaz de fazer. Os indivíduos variam, mas as porcentagens permanecem constantes.

No entanto, estatísticas à parte, o acontecimento distintivo da espécie humana é que no cerne dessa mesma personalidade encontra-se um fator fundamental com características singulares, que torna cada qual um ente específico. Olhada desse vértice particular, a personalidade seria como a impressão digital, única para o sujeito. Usando tema da moderna biologia, ela é análoga ao DNA genético: tem segredos, potencialidades e expressões vitais exclusivas para cada indivíduo.

A personalidade é que modela a individualidade e esta, no dizer do citado Allport, "é a marca suprema da natureza humana".

Harry S. Sullivan (1953) abre a conceituação para situações interpessoais, definindo personalidade como aquele padrão relativamente duradouro, recorrente, característico da vida humana, a partir das relações entre pessoas.

A personalidade constrói-se com o seguinte "material": o equipamento genético dado pela hereditariedade (genótipo); a estrutura física do seu desenvolvimento biológico (fenótipo); as combinações bioquímicas estimuladas no metabolismo; a morfofisiologia do sistema nervoso; a variabilidade de todas as funções psicológicas conhecidas; a capacidade de desenvolver papéis; a oportunidade de diversificadas educações e aprendizagens; acolhimento ou não de valores morais, éticos e religiosos e, por fim, a inter-relação com o meio ambiente, onde se incluem: pessoas, família, sociedade, coisas, animais, natureza, cultura e cosmos, como quis J. L. Moreno.

Coube a Freud demonstrar, de modo irretorquível, os processos inconscientes da formação da personalidade, pois é verdade que desconhecemos inúmeros meandros dessa formação e pouco suspeitamos de que forma certos acontecimentos ocultos marcam nossa história pessoal e nosso modo de ser.

Na terceira e última tentativa de Freud de teorizar sobre o aparelho psíquico, ele propôs distinguir três "estruturas funcionais", relacionadas e articuladas entre si, denominando-as, respectivamente, de Id, Ego e Superego, sendo o Id dinâmico o sistema original, inconsciente, da personalidade, dele derivando e diferenciando os demais.

Sentimentos e emoções têm como registro de sua existência o Ego, são percebidos por ele e a ele pertencem, mas sua gênese depende dos processos que se desenvolvem inconscientemente no campo virtual do Id. E a expressão operativo-cultural para essa gama de afetos, a sua parte visível, será estabelecida por meio do desempenho dos papéis. Do "papel" falaremos mais adiante, no Glossário.

| DOIS |

Id – Ego – Superego: as três instâncias virtuais

O chamado Id (Isso) nomeia a instância virtual da personalidade correspondente à carga instintiva radicada na estrutura constitucional da espécie humana, exigindo respostas imediatas para suas necessidades básicas, elementares e vitais: pulsões de autoconservação, por exemplo. Nele inexistiria uma organização, pois esta vai ser de responsabilidade do Ego. Do Id sairiam os impulsos, passíveis de serem modificados pelo Ego, tarefa que este consegue por meio dos mecanismos de defesa.

O Ego (Eu) formar-se-ia do Id, seria mesmo uma parte dele, surgindo por intermédio de um processo de diferenciação. Se fosse possível situá-lo espacialmente, ocuparia uma zona entre o Id e a realidade do mundo externo. O Ego poderá inibir ou modificar o Id e também permitir-lhe transformar-se diretamente em ação; e registraria os impulsos do Id projetando-os sobre os objetos externos em forma de sentimentos e afetos. Caberia, ainda, ao Ego receber e selecionar os estímulos do meio externo e do Superego, percebendo-os, elaborando-os e modificando-os, não obrigatoriamente em plano consciente, pois ele também transita por zonas inconscientes.

Ao Ego compete, ainda, "decidir" se o que é percebido está no meio ambiente ou no mundo interno do sujeito. Para isso ele atende ao chamado "princípio da realidade", utilizando-se da mobilidade corporal, da atenção, da orientação, da memória, do exercício dos papéis, de todas as formas de linguagem e da inteligência com suas funções de juízo e crítica. A partir desse "exame da realidade", o Ego com suas funções perceptivas, intelectivas, afetivas e conativas terá a mais importante tarefa: discriminar e atuar sobre a realidade, adaptando-se a ela ou transformando-a, quando possível.

O Superego (Super Eu) formar-se-ia pelo processo de identificações iniciado já à alimentação do recém-nato e consolidado na introjeção das figuras parentais. A partir daí essa instância virtual da personalidade passaria a ser o representante interno das exigências sociais, por meio dos códigos éticos e morais, com função disciplinadora e, às vezes, com teor coercitivo e punitivo. A consciência moral seria uma função sua. As funções do Superego também têm expressão no desempenho dos papéis sociais.

Nesse jogo dinâmico de articulação das três instâncias virtuais da personalidade (Id, Ego, Superego) participam elementos do processo psíquico (desejo, fantasias, ideias) e também elementos dos órgãos sensoriais encaminhados ao Sistema Nervoso Central (representações e imagens).

TRÊS

Angústia – Conflitos – Defesas: três temas nodais

Do ponto de vista médico, o quadro clínico da angústia aparece como uma sensação subjetiva de que "algo oprime o peito". Trata-se de um pesadume nas áreas do tórax projetivas do coração e do estômago. Na sua expressão mais leve constitui-se num sentimento indefinido de aflição e ansiedade, e na sua expressão mais densa constitui-se num sentimento de confusão mental, sensação de estreitamento das vias respiratórias e uma corte de manifestações funcionais, como: dispneia, taquicardia, sudorese, palpitações, mãos frias, palidez da face, vontade de defecar, ou urinar, vista turva, impressão de que se vai desmaiar (o que às vezes acontece), e o medo da morte. Hoje fala-se em "síndrome do pânico", um nome novo para a velha e conhecida ansiedade aguda.

Vimos anteriormente que o Ego é o local do registro da existência das emoções; sendo a angústia uma emoção tipificada, sentir angústia será função do Ego.

No início de seus estudos Freud achava que a ansiedade traduziria a manifestação desviada da energia pulsional, isto é, a libido seria transformada em uma reação patológica. Com base no texto *Inibição, sintoma e angústia* (1926) ele refaz seus conceitos e abandona a hipótese das transformações libidinais, pois ficara difícil manter a formulação energética.

Deixo de registrar aqui os tipos clássicos de angústias: a real, a existencial, a circunstancial e a patológica, pois os quadros clínicos são idênticos, só variando na intensidade, na causa e na finalidade de sua instalação. E ainda porque, sendo ela, fundamentalmente, um estado afetivo, é natural que apareça em psicóticos, neuróticos e normóticos.

De qualquer forma, a ansiedade para Freud continuou ocupando o lugar central na composição dos estados mentais, principalmente das doenças mentais e emocionais.

Resumidamente, o novo modo de ver ficou determinado assim: Freud não entra na explicação da natureza nem da origem básica da angústia; ressalta nela uma base biológica, que seria herdada; desloca o interesse do tema para a importância que ele tem na vida psíquica do ser humano; acredita que qualquer situação traumática, desenvolvida em qualquer momento da vida, é responsável por um tipo primitivo e automático de angústia; relaciona-a com a incapacidade do Ego de dominar e/ou descarregar os estímulos, internos ou externos, e essa incapacidade é que torna a situação traumática; conclui que um Ego menos desenvolvido terá menor capacidade de lidar com os estímulos que se tornarão traumáticos, agravando a situação e estabelecendo o círculo vicioso que é preciso romper; e sustenta que a repressão é consequência da angústia.

Fortalece-se o Ego por meio do seu adequado desenvolvimento, pela educação, pelo treinamento de papéis, pelo tratamento psicoterápico, pela conscientização, pelo fortalecimento da autoestima, pelo aprender a lidar com a ansiedade, e pelas experiências da própria vida. Educar o Ego, segundo Fenichel, é fazer que ele tolere derivados cada vez menos doentios dos mecanismos de defesa, até que possa prescindir das defesas exclusivamente patológicas.

Freud ainda estabeleceu uma sequência de "situações traumáticas" ou de "perigos" que acompanha o homem desde a infância. A primeira, a separação da criança de uma fonte de gratificação (o seio materno, por exemplo); a segunda, a perda do amor de uma pessoa significativa para a criança; a terceira, o medo do menino em perder seu pênis (medo da castração); a quarta, o espanto da menina por ter "perdido" o seu pênis (a inveja do pênis); a quinta, seriam os sentimentos de culpa causados pela desaprovação e punição do Superego.

Todas essas situações angustiosas seriam inconscientes e reativadas em suas ameaças e fantasmagorias ao longo da vida, com repercussão no desempenho objetivo dos papéis sociais e psicológicos do indivíduo.

Ultrapassado o conceito da transformação da libido como responsável pela angústia, passamos a assinalar, de modo amplo, as situações de perigo (conflitos) que possam mobilizar defesas; defesas essas estimuladas pela própria ansiedade ou pela necessidade de evitá-la.

Assim, pois, *conflito psicológico* passou a ser considerado como todos os acontecimentos, internos ou externos, que caracterizariam um momento crítico para o Ego, de ameaças, oposições afetivas, incompatibilidade com os valores culturais, dúvidas nas atribuições dos papéis psicológicos e sociais do indivíduo, divergências de ordem moral e ética. E como resquício da antiga conceituação, pode-se falar em conflito como funcionamento de impulsos e pulsões antagônicas.

Todo conflito, seja no plano consciente ou inconsciente, exige uma tomada de posição, uma definição, resultando em uma opção, em uma escolha. De qualquer forma, sempre haverá uma frustração, pois o desejo nunca é realizado de forma plena. O homem será sempre um ser frustrado e condenado a uma ansiedade básica, a angústia existencial.

No ajustamento dos conflitos o Ego utilizará os mecanismos de defesa ou, no seu fracasso, os sintomas e as doenças.

O conflito primevo ou primordial estaria radicado nas experiências mais remotas da infância. O conflito atual indicaria a presença de uma contradição entre o desejo consciente e o desejo inconsciente, no momento em que é estudado ou analisado.

Chama-se "situação de conflito" à conjuntura existencial em que uma pessoa se encontra exigida por forças competitivas de igual valor. As técnicas defensivas não resolvem o conflito, apenas ajustam ou adaptam-no. Quando o conflito se acentua e a tensão (interna ou externa) se torna vigorosa, sem contrapartida eficiente das defesas, ocorre o que Coleman chamou de "descompensação", processo que ocorreria em nível psicológico, biológico e social.

Descompensação seria qualquer redução da integração do Ego, sob condições de pressão, criando-se um estado de intensa ansiedade que, dependendo do seu nível, levaria a quadros aparente ou realmente psicóticos por falha das defesas egoicas.

A primeira defesa estudada por Freud foi o "recalque"[3] por ele denominado de "pedra angular do edifício psicanalítico". Todas as demais atividades defensivas existiriam para reforçar a repressão ou para dar conta do que sobrou da insuficiência de sua ação.

Os limites entre os vários mecanismos defensivos não são nítidos, pois todos se imbricam entre si. Os próprios sistemas sociais erigidos pelo homem, em conjunto ou isolados, podem ser vistos como defesas contra a angústia vital. Para ficar com um exemplo particular, o chamado "objeto transicional" do pediatra e psicanalista inglês Winnicott poderia ser visto como uma defesa. O "objeto transicional" refere-se a qualquer objeto (um pedaço de pano) com o qual a criança, a partir do 4º mês de idade, estabelece um apego, compondo um momento integrante do seu desenvolvimento emocional.

Fique claro que as defesas são sempre inconscientes, cabendo ao analista apontá-las quando necessário, quase sempre pelos caminhos enviesados das metáforas e analogias. O trabalho psicodramático, com base no desempenho dos papéis, permite a cautela necessária para atingir a questão de forma indireta, conforme inferimos do conceito clínico de catarse de integração, que será referido no Glossário.

O estudo dos mecanismos de defesa e a compreensão cada vez melhor de sua dinâmica criou uma "oportunidade econômica" (Fenichel) que tem contribuído para a sistematização e eficácia da terapia psicanalítica. E a experiência tem mostrado que no trabalho com "papéis", quando se tem percepção da

---

[3] O texto de Freud, "O recalque" (1915), está em nova tradução de Luiz Alberto Hanns e equipe, no volume 1 das obras psicológicas de Sigmund Freud, publicado pela Imago (2004).

dinâmica defensiva neles embutida, o método psicodramático também se beneficia.

O terapeuta suficientemente bom saberá conter o sadismo de desestruturar as defesas apenas pelo prazer de fazê-lo.

O observador atilado identificará ou intuirá as atividades defensivas no comportamento de uma pessoa, em suas atitudes, no seu modo de falar, no desempenho dos papéis, no seu estilo de vida, na maneira de relacionar-se com o outro. Cuidando-se, porém, para não cometer interpretações selvagens, canhestras ou paranoides.

A exposição teórica das várias medidas defensivas que se segue é de ordem escolar, pois na prática elas podem ser sequenciais, podem superpor-se, podem ser complementares ou até mesmo competitivas entre si.

QUATRO

Quadro sinótico das defesas

Para se ter uma visão panorâmica do que será exposto a seguir, organizei um esquema das várias atividades defensivas do Ego de forma a iniciar os interessados no tema. Tentei ordená-las conforme o seu aparecimento histórico, articulado à sua temática predominante. Destaquei "sublimação" em um item isolado pela importância que sua discussão atingiu entre os teóricos da psicanálise. No final, anotei algumas atividades defensivas propostas por vários autores para indicar que o campo está aberto à observação e à criação. Mas não deixemos de notar que a todo momento teremos nomes novos para fenômenos antigos e já descritos.

1. ATIVIDADES DEFENSIVAS NO PLANO DA REPRESSÃO
   - Repressão, recalque ou recalcamento

2. ATIVIDADES DEFENSIVAS PARA FORTALECER A REPRESSÃO
   - Anulação
   - Conversão
   - Deslocamento
   - Dissociação
   - Escotomização
   - Humor
   - Inibição
   - Isolamento
   - Lembrança encobridora
   - Negação
   - Postergação de afetos
   - Racionalização/intelectualização
   - Surdez emocional

3. ATIVIDADES DEFENSIVAS PARA MANTER A REPRESSÃO
   - Formações reativas

4. ATIVIDADES DEFENSIVAS REGRESSIVAS
   - Regressão
   - Fixação

5. ATIVIDADE DEFENSIVA PRECOCE
   - Clivagem, cisão, divisão, *splitting*

6. ATIVIDADES DEFENSIVAS ENVOLVENDO A RELAÇÃO COM O OUTRO
   - Projeção
   - Introjeção

- Identificação
- Identificação projetiva

7. ATIVIDADES PARA A SUPERAÇÃO DE CONFLITOS
- Elaboração
- Idealização
- Renúncia altruística
- Reparação
- Simbolização

8. ATIVIDADE DEFENSIVA COM DESTAQUE ESPECIAL
- Sublimação

9 ATIVIDADES DEFENSIVAS ENCONTRADAS NAS PSICOSES
- Autismo
- Confusão
- Fusão
- Rejeição ("forclusão")

10. OUTRAS ATIVIDADES DEFENSIVAS
- Catatimia
- Compensação
- Construção de teorias
- Desatenção seletiva
- Defesas maníacas
- Mecanismos de evasão
- Narcotização
- UR – defesas

| CINCO |

Repressão ou recalque: retorno do reprimido

1. REPRESSÃO, RECALCAMENTO OU RECALQUE

Em princípio, a repressão é definida como tática ou método de defesa usado pela mente humana para evitar que tenham acesso à consciência as excitações ou, mais precisamente, as representações desconfortáveis, ligadas ou não à pulsão, frente às exigências do próprio Ego. O Ego se organiza pelo perigo que corre de perder o controle e "fazer" uma loucura. Também pelos medos: o medo menor de ser julgado, condenado e punido e o medo maior, de ser aniquilado. Assim, esse mecanismo de defesa controla a pulsão, organiza o ego e assegura o amor do objeto (ver conceito de objeto no Glossário).

Como vimos anteriormente, a definição inicial teve seu leque conceitual ampliado. Depois de certo momento histórico, todo e qualquer acontecimento psíquico responsável por um conflito ameaçador de desconforto e ansiedade passou a ser considerado passível de ser reprimido.

E isso ocorreria por exigências psicológicas morais, socioculturais e outras de semelhantes naipes.

Assim, atuação sexual fora de contexto, má-educação, paixões condenadas, impulsos ditos imorais, agressividade, incesto, sexualidade infantil, maldade, inveja, atos antissociais, ódio, ciúmes, desejos parricidas, matricidas, filicidas, fratricidas, suicidas, assassinos e perversões, tudo passou a compor o "lixo" a ser distanciado da luz do processo civilizatório. Uma exigência das forças da ansiedade. Tudo isso passou a ser confinado numa metafórica "caixa-preta" do psiquismo, em que o analista se propõe mexer para entender o intrigante conflito subjacente. Esta é uma analogia nossa, com base na linguagem da aviação. Em Freud as analogias são mais fortes: "caos", "caldeirão cheio", "agitação fervilhante".

Num primeiro momento Freud dizia que o reprimido seria o protótipo do inconsciente, para mais tarde retificar e concluir que nem tudo que é inconsciente é, obrigatoriamente, reprimido. Também, num primeiro instante, a repressão foi usada por ele como protótipo de defesa, para depois se tornar apenas uma das modalidades de mecanismo de defesa. A ideia de que a repressão fosse responsável pela angústia foi refeita para, em seu lugar, permanecer a definição de que é a angústia que produz a repressão.

Merece ser assinalado que as várias formas de exercitar as defesas, transformando-as em "condutas", mudam em importância e intensidade, com a evolução etária. O que seria bom e saudável em certa idade, infância e adolescência, por exemplo, não mais o seria na vida adulta.

A partir da repressão surgem "freios emocionais poderosos" como o pudor, a vergonha, a repugnância, normas morais, questão de gosto, atividades artístico-culturais, pesquisas científicas, interesses intelectuais, religiosidade e até as diversas formas de psicoterapias pedagógicas e normativas.

A repressão, ou recalque, está visceralmente incluída na pauta comportamental do homem civilizado. Ela é inevitável, necessária e indispensável para a estruturação do desejo humano.

Quando exacerbada, a atividade repressora poderá compor um sintoma ou uma doença. Ela é típica dos estados histéricos. Como exemplo temos o da emoção alterada diante das situações inocentes, por exemplo: a pessoa não chora diante de uma morte significativa, mas entra em choro convulsivo diante de uma cena "água-com-açúcar" da telenovela.

Diversas formas de esquecimento, titubeios no discurso corrente, a gagueira, a timidez, o mal aproveitamento escolar, a desorganização de vida, as neuroses de um modo geral, são aspectos clínicos da repressão. O excesso de sono é outra forma: ao dormir se nega o mundo externo ameaçador.

O quadro da *belle indifférence*, termo que Freud atribuiu a Charcot, é clássico, no qual o paciente histérico sofre de ansiedade intensa sem o demonstrar. A fácies, os gestos e a movimentação são de calmaria: nada perturba, e as consequências naturais de um estado de angústia não aparecem aos olhos do interlocutor leigo. Trata-se de uma hiper-reação emocional.

Pela clínica da repressão entende-se e percebe-se que o reprimido flui e se aloca, aqui e ali, apresentando-se sob vários modos: nos sintomas, nas doenças, na linguagem, no comportamento e algumas outras sutilezas anunciadas, na tentativa de um retorno.

2. TRANSPOSIÇÃO PARA O INCONSCIENTE DINÂMICO

Ainda que na linguagem do dia-a-dia profissional os termos "recalque" e "repressão" sejam usados displicentemente como sinônimos, Laplanche e Pontalis insistem no seu uso correto do ponto de vista dos franceses.

Para esses autores repressão caberia à operação psíquica tendente a fazer desaparecer da consciência um conteúdo desaprovável ou inoportuno, *mas sem que haja transposição para o inconsciente*. As características da operação permaneceriam no campo consciente ou pré-consciente; atingiriam apenas os afetos, num movimento de simples eliminação ou inibição dos mesmos.

Recalcamento (*refoulement*, em francês) seria a operação com as características de *transpor para o inconsciente* conteúdos ideativos e representacionais ligados à pulsão, como: pensamentos, imagens e recordações. Os conteúdos afetivos não seriam considerados, ficando de fora do conceito de recalcamento e sendo remetidos ao conceito de repressão.

Alguns autores usam mais o termo "repressão" em sentido amplo, deixando ao leitor a curiosidade de entender as nuanças do significado, que podem ser buscadas no *Dicionário comentado do alemão de Freud*, de Luiz Alberto Hanns (Imago, 1996).

Nos originais da literatura freudiana o termo é *Verdrängung*.

3. O RETORNO DO REPRIMIDO: O BARRIL DE TALLAFERRO

Quem já brincou com uma boia ou câmara de ar em uma piscina vai compreender de modo fácil a analogia que o psicanalista Tallaferro faz da repressão com o esforço da pessoa que deseja manter um barril vazio afundado na água. Esse indivíduo teria que "usar uma força constante, já que sua interrupção permitiria ao barril vir imediatamente à tona".

A mecânica da repressão seria quantitativa: maior grau energético (catexia) da ideação a censurar promoveria maior conflito, exigindo o aumento da quantidade de censura a ser utilizada para reprimir.

Os desejos reprimidos aparecem, retornam, de alguma forma, nos sonhos, devaneios, piadas, atos falhos, lapsos de linguagem e sob a influência de álcool e drogas. Dizia-se que jovem pudorosa, ao receber uma proposta amorosa, o reprimido deslocaria a tendência erétil para as faces, que ficariam ruborizadas. *Se non è vero, bene trovato*.

As várias formas de amnésia, salvo as de patologia orgânica, estariam a serviço da repressão; e as lembranças que os adultos têm sobre a infância e adolescência quase sempre são lacunares também por causa da repressão. A criança reprime experiências significativas de "dor moral", mágoas que não se exteriorizam, para não inundar a consciência e, por isso, também são reprimidas e, nessa condição inconsciente, começam a solapar as relações humanas como retorno do reprimido. Os papéis sociais e psicológicos desenvolvidos serão sempre de má qualidade, neste caso.

Em *Mal-estar da civilização* (1930), Freud se diz inclinado a assumir o ponto de vista de que: "na vida mental nada do que uma vez se formou pode perecer — o de que tudo é, de alguma maneira, preservado e que em circunstâncias apropriadas (quando, por exemplo, a regressão volta suficientemente atrás) pode ser trazido de novo à luz".

Na análise que faz dos sonhos e delírios do conto "Gradiva" de Wilhelm Jensen, publicado em 1903, ele fala do retorno do reprimido usando frase de Horácio (in: *Epístolas*): "Podes expulsar a Natureza com um forcado (garfo usado na lavoura) mas ela sempre retornará". E propõe que o método psicoterápico possa "tornar consciente o que foi reprimido e fazer coincidir o esclarecimento e a cura".

No texto *O estranho* (1919), *Das Unheimliche*, Freud mostra que na vida psíquica, quando "algo assustador" é reprimido, há um retorno sob a forma de "algo estranho", dando ao estranho um ar "secretamente familiar". Mas alerta para o fato de que nem tudo que é estranho foi um dia reprimido. Diga-se também que o "secretamente familiar" estaria ligado a regressões anímicas e experiências da vida infantil ocorridas até os 6 anos de idade.

4. SUPRESSÃO

É o termo usado por Freud para indicar a exclusão do âmbito mental de ideias e sentimentos desconfortáveis, mas de modo perfeitamente consciente. A supressão dar-se-ia no campo egoico refletindo, no entanto, um conflito entre emoções e ideias rejeitadas e o Ego ideal.

5. OPRESSÃO

O termo é usado, *lato sensu*, como sendo a tirania que se exerce sobre alguém, por motivos vários, com repercussões psicológicas de molestamento, desconforto e aflição sobre o oprimido.

Na linguagem freudiana refere-se às medidas usadas pelas várias culturas humanas para coibir as expressões da vida sexual das crianças, os relacionamentos sexuais fora do vínculo homem-mulher e todas as situações de perversão.

| SEIS |

Atividades defensivas para ajudar a repressão

1. ANULAÇÃO

É o mecanismo que tem por característica o fazer desacontecer: faz-se o contrário do que foi feito anteriormente para tentar "apagar" o significado do ato. Está presente no pensamento mágico dos obsessivos. O exemplo clássico é o da pessoa que vai verificar se a torneira do gás está fechada: primeiramente ela abre a torneira para depois fechá-la novamente.

A "expiação" é uma forma de anulação. A compulsão à simetria da forma e de números, também. Freud relata-nos o caso de uma mulher que sentia-se na obrigação de contar as tábuas do assoalho e os degraus de escadas como proteção a pensamentos obsessivos de "tentação". Essa necessidade de contar chama-se "aritmomania obsessiva". Há os que contam e somam os números de telefones, de residências, de placas de carro etc.

Prazeres simultâneos seriam formas de anulação, como o que acontece no fato de se fazer leitura durante o ato de defecar: a expulsão das fezes seria compensada pela introjeção da leitura.

As dúvidas obsessivas algumas vezes significariam dúvidas quanto ao êxito da anulação: foi ou não possível anular determinado pensamento, sentimento ou ato?, pergunta-se.

A compulsão a mudar de emprego ou de namorada é uma forma de anulação. O indivíduo conquista para se desfazer, depois, do conquistado. Conheci o caso de uma pessoa que só se sentia bem enquanto lutava por uma meta; depois da vitória ela era tomada de uma grande ansiedade, exigindo de si um novo desafio. Fez inúmeros concursos, saiu-se muito bem em todos, mas não conseguiu permanecer nos cargos empossados. Continuou fazendo e desacontecendo.

2. CONVERSÃO

Para alguns autores esta seria uma atividade defensiva relativamente benigna com o deslocamento das catexias (energias) em direção a órgãos do sentido e musculatura estriada, resultando disfunções, como: tremores, paralisias, paresias, anestesias, amaurose não orgânica, contraturas etc. O estudo da conversão está unido à clínica da histeria, na qual o emprego simbólico das inervações corporais serve como expressão substitutiva das tendências alheias ao Ego. A função do mecanismo de conversão é aliviar a tensão afetivo-emocional por via das expressões somáticas. Choro copioso, risos imotivados, compulsão incoercível a falar são conversões que precisam ter seu diagnóstico diferencial feito com as expressões emocionais normais.

A conversão explicitada pela musculatura voluntária sempre tem um significado simbólico. Lembro-me de um caso atendido num hospital de pronto-socorro: o jogador de basquete que não fora escalado cai em "transe" no banco dos reservas, com o braço direito retesado, a musculatura do rosto crispada e a mão direita fechada como a de um boxeador, simbologia para interpretação linear. Um braço paralisado também poderá significar o medo da atividade masturbatória. Uma boca fechada em trismo, com o maxilar endurecido, poderá significar o desejo proibido de destampar impropérios. Pernas contraídas significarão conflitos com o órgão sexual masculino, pelo desejo da presença ou da ausência.

No entanto, as paralisias histéricas são quadros neuróticos cada vez menos observados clinicamente em nossos tempos. O que pesa a favor dos fatores socioculturais no desencadeamento das doenças emocionais que, hoje, surgem mais no campo do vazio existencial das dúvidas, perplexidades, depressões e angústias.

Certos músculos lisos também seriam atingidos pela conversão, levando a náuseas, vômitos, vontade de defecar e de urinar, talvez pela complexidade das inervações voluntárias e involuntárias que se combinam.

A *belle indifférence* já relatada é uma forma de conversão. A tradicional "dor de cabeça" para fugir a compromissos, também. As fugas na doença, encontradas dentro e fora dos campos de guerra, entram nessa relação.

Um diagnóstico diferencial importante é o da Síndrome de Ganser, um modo semiconsciente de fingir-se doente, mais particularmente como doente mental.

Na conversão a geografia afetiva só aparentemente coincide com a geografia somática: trata-se de uma anatomia emocional, que na pesquisa clínica não encontra correspondência com a anatomia real. O histérico reprime toda sua sexualidade genital (a que ele tem) que retorna por meio das manifestações somáticas, ou ainda, que "converte", simbolicamente, em sintoma somático.

3. DESLOCAMENTO

É a medida defensiva comum no cotidiano do cidadão, sem que ele tome consciência dela. O exemplo clássico é o do funcionário massacrado pelo chefe que, ao chegar em casa, dirige toda sua contra-agressividade contida sobre a mulher e os filhos. De certo modo, a pessoa até tem consciência da tensão a que está submetida, apenas não se dá conta da causa original, do porquê de sua agressão à família.

Nas fobias é clássico o aparecimento do fenômeno de deslocamento que Freud estudou no caso clínico do "pequeno Hans". Nessa defesa muda o objeto e permanece o ato. No caso de Hans o temor pelo pai foi deslocado para os cavalos. Outros exemplos: a criança apanha da mãe e bate no irmãozinho; "amaldiçoar" alguém ou alguma coisa; vencer o rival num jogo, que simbolicamente significa derrotá-lo no plano pessoal. O termo deslocamento foi usado por Freud na *Interpretação dos sonhos*.

Fenômeno quase igual ao do deslocamento, com a característica de que o objeto permanece e o ato muda, é o da *substituição*. Caso do indivíduo tensionado que vai à academia de ginástica "malhar".

Quando o deslocamento é visto na dimensão temporal diz-se que há postergação de afetos (ver adiante).

A título de curiosidade registre-se que o deslocamento corresponde na linguística à metonímia — em lugar de se dizer: "me passa a garrafa de vinho", se diz: "me passa o vinho", em que, em vez de uma figura, se tem outra parcial que permite a compreensão do enunciado. É bom registrar também que nos sonhos Freud estudou outro efeito, a condensação, outra forma de economia psíquica, que, na linguística, se chama metáfora: emprego de uma palavra antiga em sentido diferente do próprio, por analogia ou semelhanças, para denominar um conceito novo. Essa figura de linguagem é o recurso dos poetas: a boca da noite, a cauda do piano, etc.

4. DISSOCIAÇÃO DA CONSCIÊNCIA

Aqui vamos apontá-la apenas como exemplo de atividade defensiva, sem descer a detalhes dos quadros clínicos próprios de personalidade ou de doenças histéricas, obsessivas, fóbicas e ansiosas, e de comportamentos de jovens imaturos ou de síndromes esquizofreniformes.

Como sinonímia fala-se em "estado alterado da consciência", "estados segundos", "dupla personalidade", "despersonalização", "estado alternante de consciência". Em casos graves tem de se fazer o diagnóstico diferencial com a desrealização esquizofrênica e com a Síndrome de Cotard.

Caracteriza-se pela cisão da personalidade, de tal forma que uma parte se mantém reprimida e a outra em vigência operativa e plena, com movimento alternado de aparecimento.

É clássico na literatura a dupla personalidade de Dr. Jekyll e Mr. Hyde, no livro *O médico e o monstro*, de Robert Louis Stevenson. E quem não conhece os heterônimos de Fernando Pessoa como pluralidade poética das pessoas psíquicas (vale o trocadilho) do grande escritor português?

Na clínica suas formas mais comuns são: certo tipo de esquecimento (amnésia), estados sonambúlicos e estados de "fuga", em que o paciente vive "aéreo", distraído, não se dando conta de acontecimentos à sua volta ou em que, até mesmo, tenha participado. Fala-se em "evitação" de situações desagradáveis.

Nas *Cinco lições da psicanálise* (1909), Freud, ao relatar as origens da aventura psicanalítica que iniciou em companhia do médico Joseph Breuer, escreve:

> Pelos estudos dos fenômenos hipnóticos tornou-se habitual a concepção, a princípio estranhável, de que num mesmo indivíduo são possíveis vários agrupamentos mentais que podem ficar mais ou menos independentes entre si, sem que um "nada saiba" do outro, e que podem se alternar entre si em sua emersão à consciência.

5. ESCOTOMIZAÇÃO

Assim chamado por analogia com as zonas cegas da retina denominadas "escotomas", esse mecanismo, segundo alguns autores, se daria num plano quase consciente. "Olho mas não enxergo, se enxergo não quero ver." Acontecimentos óbvios não são vistos por uma "decisão", quase de conveniência.

Em artigo sobre o "Fetichismo" (1927), Freud atribui a Laforgue (1926) o uso da palavra escotomização, mas critica o termo porque para indicar esse processo já haveria o vocábulo repressão, "a mais antiga palavra da terminologia psicanalítica".

6. HUMOR

No artigo de 1927 sobre "O humor" Freud aponta-o como uma forma de defesa dentro da "extensa série de métodos que a mente humana construiu a fim de fugir à compulsão para sofrer". Fazer humor e rir sobre o sexo e sobre a morte, sobre temas raciais, étnicos e situações sociais risíveis, assustadoras, constrangedoras ou ameaçadoras é uma boa e humana forma de fugir à perplexidade e ao medo dos temas referidos. Não é raro pessoas terem "ataques de riso" em um velório.

Rir dos próprios defeitos seria um uso saudável dessa defesa. Vamos exercitá-la?

7. INIBIÇÃO (BURRICE EMOCIONAL)

Pouco valorizado, esse mecanismo talvez seja o que está mais presente nas várias formas de neurose. Algumas vezes é chamado de "bloqueio emocional".

Por ele são inibidas funções expressivas da constituição da pessoa: percepção, psicomotricidade, fenômenos cinestésicos, funções corporais e a capacidade para relacionar-se com o outro. Falhas intelectuais e linguísticas, dificuldade para as trocas afetivas, falta de "malícia", perplexidade diante do sexo, ausência de ação diante da agressividade são outros tantos sintomas da inibição.

O silêncio excessivo, traduzindo um bloqueio do falar, é uma forma de inibição. Pessoas muito caladas geralmente são inibidas... ou sábias.

O embaralhamento para compreender os discursos socioculturais leva, na prática, ao que se chama "burrice emocional", sem que isso signifique prejuízos primários do intelecto. A inteligência pode ser resgatada em sua integridade pelas psicoterapias.

Os americanos estão retomando o tema sob o título de "quociente emocional", QE.

Na raiz das inibições está, entre outras coisas, a educação doméstica dada, principalmente, pelos pais. A mãe exigente em chamar a atenção do filho, o pai desconfirmador que só tem críticas a fazer, a verdadeira lavagem cerebral que se faz por meio das ordens negativas: não faça isso, não faça aquilo, não, não... fazem parte do processo inibidor.

Aqui fica a pergunta de como se educar uma criança, dando-lhe os limites necessários, sem dizer não. Um desafio para os educadores. A nosso ver, é na locução latina *in medio virtus* que está o segredo. Dizer não diante de situações realmente perigosas ou por exigências éticas, abster-se do falatório neurótico e compulsivo, que leva à morbidez da relação pais e filhos, e acreditar que o exemplo seja a melhor educação.

8. ISOLAMENTO

É a tentativa obsessiva de distanciar-se das experiências ameaçadoras. O paciente isola-se no seu "pequeno mundo", geralmente em torno de ideias filosóficas complicadas, para se proteger dos impulsos instintivos. No plano afetivo-sexual são pessoas que só fazem sexo com quem não amam, não o conseguindo fazer realmente quando têm amor e carinho pela pessoa. São, geralmente, frequentadores(as) de prostitutas(os).

A pessoa com tendência ao "isolamento" é capaz de recordar acontecimentos de sua vida, relatando-os sem as emoções correspondentes, como se dissesse: "não é comigo".

O tabu do "contato" é o exemplo clássico do isolamento: impulsos de índole sensual, agressiva ou amorosa são "impedidos", evitando-se o contato com pessoas, animais ou objetos. Pessoas muito enojadas, às vezes, corresponderiam a esse mecanismo.

O autismo seria a forma psicótica do isolamento.

9. LEMBRANÇA ENCOBRIDORA

A atividade egoica vai ao baú de lembranças e retira imagens que, na consciência, têm por finalidade substituir outra recordação, esta sim, penosa, desaprovável ou ameaçadora.

As lembranças encobridoras parecem estar sempre protegendo ou escondendo uma cena de sexualidade infantil. O artigo "Lembranças encobridoras" (1899) narraria um acontecimento autobiográfico da vida do próprio Freud, seu autor.

Às vezes, lembranças encobridoras monotemáticas se repetem, vida afora, desde a infância.

Nessa linha, Sandor Lorand fala do "encobrimento de emoções" quando, por exemplo, uma pessoa ri constantemente para apagar uma tristeza.

A mentira é a forma de o mentiroso se ajudar nessa luta entre a lembrança verdadeira e a necessidade de negá-la.

A autopiedade, caracterizada por lamúrias e queixumes, pode fazer parte desse tipo de defesa. A pessoa relembra de modo obsessivo temas e situações da vida passada, de modo a confirmar-se como "vítima", encobrindo recordações mais difíceis de virem à tona.

No processo de uma psicoterapia poderão ocorrer associações livres encobridoras, à semelhança das lembranças. Também no psicodrama se deve estar atento às cenas encobridoras.

10. NEGAÇÃO E DENEGAÇÃO[4]

No caso desse mecanismo de defesa originário da repressão, as imagens teriam acesso à consciência parcialmente, mas, mesmo assim, para terem a oportunidade de serem negadas. A dinâmica é mais ou menos assim: o fator repressivo seria, tem-

[4] Aqui utilizo negação e denegação como sinônimos. Historicamente, eles são dois momentos de um mesmo mecanismo que foi estudado por Freud em duas etapas nos artigos "A negativa" (1925) e "O fetichismo" (1927), nos quais aprofunda suas ideias. Lacan dá ênfase ao termo "denegação", associando-o às patologias da perversão e que teria o significado de "desmentido".

porariamente, removido e o reprimido afloraria por um átimo de tempo, dando chance à consciência para negá-lo.

Segundo Fenichel a capacidade de negar partes desagradáveis da realidade é a contrapartida da realidade alucinatória.

No artigo "A negativa" (1925) Freud dá-nos o exemplo clássico do sujeito que diz: "Essa pessoa dos meus sonhos, minha mãe, certamente, não é". Seria a aceitação intelectual do recalcado, sem perder a essência do recalcamento, por meio de uma pretensa liberdade de julgar.

Um paciente relatou-nos que no momento em que sofria um desastre de ônibus, que rolava por uma ribanceira, fazendo-o debater-se por entre as ferragens, levando pancadas de todos os lados, pensou: "Esta tragédia não pode estar acontecendo comigo". Uma forma de negação frente à contundência da realidade, o que amplia o conceito original.

Vários são os tipos sociais de negação da realidade, entre eles: escapismo, adiamento de compromissos, recusa de enfrentamentos desagradáveis, criação de doenças imaginárias para fugir de responsabilidades, subterfúgios. A negação pode ir a um ponto tal de irracionalidade quando, por exemplo, o estudante deixa de comparecer à prova, com medo de ir mal, mesmo sabendo que sua ausência implicará nota zero.

Geralmente, o negador cria falsas situações "mais importantes", para não enfrentar a "mais real". A arrogância juvenil é uma forma de negar a perplexidade do jovem diante dos desafios da vida e o seu embaraçamento diante das tarefas sociais que lhe são postas.

O negador mente para si próprio, prometendo que da próxima vez será diferente. No caso do estudante, ele promete que vai estudar... mas sempre na semana que vem.

A criação de fantasias e devaneios, sem a correspondente ação realizadora do ato de fazer, é mecanismo de negação típico de quem não quer enfrentar a realidade interior ou exterior. Sócrates já dizia que iludir-se a si mesmo é algo terrível.

Negadores da realidade somos todos nós que acreditamos que vamos ganhar na loteria esportiva ou em qualquer forma de ficar rico sem fazer força e caímos na conversa de vendedores hábeis que nos prometem ilusões. O lema do fantasiador é: "engana que eu gosto".

Com as fantasias os negadores colocam-se no lugar dos artistas de cinema e televisão e das heroínas dos romances e novelas.

Mas um pouco de fantasia é estimulante para as lutas diárias. Na vida adulta até pode corresponder a possibilidades factuais. Sonhar é o primeiro passo para a conquista do desejado. Sonhar com o pé no chão, ensinam os sábios, pois as fantasias, se excessivas e ingênuas, prejudicam o ajustamento à realidade e trazem amargas decepções.

De qualquer forma, parece não ser de "bom-tom" conversar muito sobre doenças, desastres, velhice, morte e defeitos de pessoas queridas. Educação e civilidade ajudam a esconder a realidade. "Não conversar de corda em casa de enforcado", diz o dito popular.

11. POSTERGAÇÃO DE AFETOS

É o nome que Fenichel dá para situações de luto, raiva, medo, vergonha, nojo, em que há explosões retardadas de sentimento. A reação emocional não se dá no momento do acontecido, mas sim algum tempo depois. Durante um período, o de perigo, o Ego se mostra corajoso, enfrentando o risco, para depois, já no momento da calmaria, ser tomado de medo intenso. "Na hora do desastre tive peito para ajudar todo mundo, mas depois me deu uma tremedeira danada", diz o herói do cotidiano.

12. RACIONALIZAÇÃO/INTELECTUALIZAÇÃO

Nada do que fazemos na vida tem uma só justificativa: agimos por necessidades, motivações, desejos ou com tudo ao mesmo tempo.

As *necessidades* estariam ligadas a faltas fisiológicas, levando-nos, por exemplo, a nos alimentar, porque a fome "avisa" que o corpo necessita de nutrientes para sustentar-se e sobreviver.

As *motivações* seriam energias psicológicas estimulando o organismo em direção a uma meta significativa. O estudo da motivação está ligado à "teleologia", que é a teoria das causas finais, em que se pretende alcançar a compreensão sobre a utilidade e a finalidade dos seres.

Por sua vez, o *desejo* pode ser entendido de três formas: a primeira, bastante ampla, refere-se ao anseio, ao querer, à aspiração, à cobiça, conscientes. A segunda, forma restrita, refere-se ao desejo como matéria-prima das emoções em que está fortemente ancorada a pulsão sexual inconsciente. A terceira refere-se ao "desejo analítico", pelo qual se dá a eterna e incessante busca do misterioso objeto que, na concepção freudolacaniana, nunca será encontrado ou, de outro modo, nunca surgirá.

Mas quando a mente percebe um conflito entre esses princípios racionais, como se dessa convivência pudesse haver a ameaça do caos ou até mesmo uma dinâmica insuportável, surge o mecanismo defensivo da racionalização. Por ele é escolhida, entre várias possibilidades, a mais interessante, a mais adequada ou a mais útil para justificar o equilíbrio psíquico.

Racionalização não é invenção consciente de motivos e sim escolha inconsciente, na qual algumas justificativas são selecionadas e outras, inaceitáveis, são jogadas ao limbo do esquecimento.

A puberdade é um tempo especial de racionalização para aplacar as ansiedades instintivas. Por isso certos jovens são levados a atividades ascéticas de religiosidade e intelectualizações. O uso da droga nesse período pode corresponder a uma racionalização com a finalidade de abafar a bissexualidade ameaçadora. O idealismo revolucionário, imolador de gerações, poderá também estar nessa raiz defensiva. As atuações psicopáticas do neurótico podem ser arroladas nesse vértice.

Uma forma peculiar de racionalização é a *intelectualização*, pela qual, com muita teorização, conhecimentos, especulações, tenta-se entender ou negar um conflito, sem propor ou aceitar mudanças.

Não confundir racionalização com pensamento racional (de raciocínio): o pensamento racional chega a "razões boas" (justas) e a racionalização chega a "boas razões" (justificativas) para explicações do que é feito.

Os comportamentos ou pensamentos socialmente inadequados são os que mais necessitam de racionalizações. Diante de certas ocorrências é comum ouvirmos frases, como: "ele estava bêbado", "é coisa de criança", "ela estava cansada ao falar aquela bobagem", "eles não pensaram direito". Até Cristo racionalizou na dor da cruz ao dizer: "Pai, eles não sabem o que fazem", para ser fiel à sua grande ideia do perdão.

O raciocínio deve estar sempre acima da racionalização, distinguindo verdade e mentira, pelo que a razão cria a esperança da justiça. Ao contrário, com a racionalização explicamos nossos piores vícios em casa, na rua, na escola e no trabalho, pois, para o racionalizador, "os fins justificam os meios".

Poliana, com suas historinhas infanto-juvenis, justificando tudo que de ruim acontece, é exemplo de uma feliz racionalizadora. A fábula da uva verde, em que a raposa desdenha as uvas que não alcança, é um bom exemplo de racionalização invejosa.

13. SURDEZ EMOCIONAL

Da mesma forma que foi aplicada para o olhar pode-se dizer do ouvir: "ouço mas não escuto, se escuto não quero entender". São os famosos ouvidos de mercador, numa decisão quase de conveniência. O caso Ana O., clássico da literatura psicanalítica, tem episódio exemplar de surdez emocional. Ver "Estudos sobre a histeria", de S. Freud e J. Brener (1895), in *Obras completas* (Imago).

| SETE |

Para manter a repressão

FORMAÇÃO REATIVA (FORMAÇÃO DOS CONTRÁRIOS)

Pegando carona no exemplo do barril de Tallaferro (capítulo 5), poderíamos dizer que a "formação reativa" seria o homem montado sobre o barril para mantê-lo submerso, sob uma força constante.

As formações reativas seriam compromissos transformados em traços de caráter, capazes de se constituírem numa barreira defensiva constante contra a volta das tendências reprimidas. Assim, está descrito um rol de repressões com as suas correspondentes formações reativas que, de um plano inconsciente, vão propiciar um comportamento objetivo do homem civilizado, por meio do desempenho dos papéis socialmente aceitos.

REPRIMIDO	FORMAÇÃO REATIVA
Crueldade	Compaixão
Coprofilia	Repugnância à sujeira
Hostilidade	Obediência
Exibicionismo	Timidez
Inferioridade	Jactância
Desejo sexual	Amor platônico
Ódio	Amor
Ira	Piedade
Medo	Coragem
Agressividade	Espírito conciliador
Arrogância	Humildade
Ciúmes	Amor universal
Inveja	Admiração
Homossexualidade	Amizade

É necessário estar alerta para que essa lista de relações especulativas não seja utilizada para se fazer "interpretações selvagens" e que o entendimento dessa possibilidade da dinâmica psicológica não seja usada para denegrir ou desqualificar a formação nobre dos caracteres. Por exemplo, a capacidade de admirar alguém deve denotar a grandeza moral de quem o faz.

Freud nunca propôs a volta à barbárie. Ao falar das formações reativas nas *Cinco lições de psicanálise* (1909) ele diz que o chamado homem normal é esteio e, em parte, vítima da civilização tão penosamente alcançada. E em "O futuro de uma ilusão" (1927) propõe o que para ele seria uma questão decisiva: "Se é possível, e até que ponto, diminuir o ônus dos sacrifícios instintuais impostos aos homens, e reconciliá-los com aqueles que necessariamente devem permanecer e fornecer-lhes uma compensação".

Esse tipo de conhecimento deve municiar os profissionais da área "psi" para ajudar o paciente a dirimir conflitos e administrar tendências, sempre na busca de uma personalidade equilibrada, integrada e, consequentemente, saudável.

Mas, sem dúvida, peculiaridades de ordem patológica podem ser observadas com exacerbações das formações reativas. Reich estudou os resíduos doentios dos processos defensivos reativos sob o título "Couraça muscular do caráter".

Quando as formações reativas são estudadas especificamente na neurose obsessiva, não se pode deixar de se referir ao "cerimonial" que geralmente acompanha a execução desse tipo de comportamento: hábitos estereotipados, maneirismos, exagero no ritual das atitudes, obediência severa das regras de civilidade etc.

A formação reativa muitas vezes é consciente, caracterizando-se por ser uma intolerância desproporcional à causa. Os antitabagistas, chamados de "xiitas" pelo radicalismo com que defendem a causa, enfrentam seus desejos reprimidos condenando e abominando tais impulsos em outras pessoas com veemência.

Os que se propõem a ser censores de filmes, teatros, livros e revistas geralmente conciliam a repressão e a satisfação dos desejos, pois podem ver a obra proibida e, ao mesmo tempo, manter o seu controle moralista, condenando-a com o uso da "tesoura". A figura hipócrita do velho Catão de Roma é por demais conhecida de todos. Xô censura!

Mas a formação reativa, pelo seu lado bom, permite-nos manter um comportamento socialmente aprovado e útil para a convivência humana, com papéis sociais saudáveis.

| OITO |

Regressão e fixação: as almas gêmeas

1. REGRESSÃO

A cronologia da estrutura neuropsíquica da maturidade está ligada a três momentos do desenvolvimento humano: o neurobiológico, o afetivo-emocional e o inter-relacional, com a força vital da libido permeando todos eles.

Fala-se de um percurso do desenvolvimento que busca uma maturidade, correspondente a um jeito de ser equilibrado, integrado e, consequentemente, saudável.

Toda vez que se instala um movimento contrário ou inverso ao caminho tomado pela maturidade, com retorno a estágios anteriores do pensamento, do sentimento, do comportamento e da libido, diz-se que há uma atividade defensiva regressiva.

A regressão não significa um reviver integral das experiências anteriores ou retorno de fato ao passado; o que acontece é que experiências atuais se fazem dentro de um modelo que pertence a um estilo que se repete.

Os exemplos de estados ou atividades regressivas abarcam um largo campo: sonho, alucinações hipnagógicas, alucinações e ilusões histéricas, visões estranhas em pessoas estressadas, delírios nos estados paranoicos, chupar dedos, roer unhas etc.

A fantasia, que pode surgir nos sonhos ou por meio de representações metafóricas, da volta ao útero materno, é um exemplo de regressão.

Sonhar, a mais precoce das vivências, é uma regressão que permite a quem sonha um passeio pela sua infância mais longínqua, bem como um contato com seus instintos mais primitivos.

Segundo Mandolin Guardo, o sonho permitiria uma regressão não só ao passado individual, mas à infância filogenética e à do desenvolvimento da raça humana. Trata-se de um pensamento ao modo de Haeckel: "A ontogênese repete a filogênese".

Na linha dos grandes pensadores naturalistas, Sándor Ferenczi adotou as concepções de Lamarck[5], o que lhe permitiu falar em "regressão talássica": o desejo de retornar ao oceano, ao mar dos tempos primitivos, desejo e atração que ressurgiriam quando da instalação, na pessoa, da sua genitalidade.

A regressão global severa, intensa, quase sempre está ligada a um processo psicótico grave, pois a regressão do neurótico é sempre parcial e reversível.

---

[5] Lamarck foi um dos primeiros cientistas a estudar e a propor o evolucionismo em contraposição ao criacionismo. Ficou na história como criador de duas leis biológicas: a da herança dos caracteres adquiridos e a que se resumiu na locução "a função faz o órgão". No entanto, sua teoria não foi comprovada, e sim duramente criticada.

Quase toda simbologia do comer, beber, fumar, drogar, alcoolizar seria concomitante aos fenômenos regressivos ou eles próprios.

A maior presença das atividades regressivas está na infância, quando a ansiedade permanece em luta com o avanço das tendências genitais em crescimento. O urinar na cama do púbere é uma regressão diante dos novos desafios escolares.

A regressão acontecida com o adulto não é exatamente como se fora ele uma criança: há uma mistura de traços da personalidade adulta com traços infantis, oferecendo-nos a visão de uma figura desarmônica ou boquirrota.

Toda vez que a pessoa experiencia uma frustração é levada a ter saudade ou nostalgia de épocas e lugares anteriores, onde as antigas vivências puderam dar maior prazer, de fato ou pela informação distorcida da memória.

Os momentos de doenças, cirurgias, exames tipo vestibular, perdas afetivas ou qualquer estresse são propícios a comportamentos regressivos.

De alguns tipos de regressão se diz que estão a serviço do Ego, não sendo considerados patológicos, como: o sono, o sonho, a relação sexual plena, o brincar (*playing*), atividades artísticas, dramatizações.

O desenvolvimento da criança e do adolescente, a todo momento, apontam períodos de avanço e de espera, mas também de regressão. O adulto jovem (18 a 30 anos) inclui-se nessa possibilidade.

Um acesso de fúria de um adulto equivale à "birra" da criança e são ambos, a seu tempo, regressões diante de frustrações. O homem ou a mulher que ameaça abandonar o casamento diante da primeira dificuldade, bem como pessoas idosas que se voltam às lembranças do passado, são outros tipos de regressão. Frases típicas do sentimento regressivo: "bons tempos aqueles", "eu era feliz e não sabia".

Toda vez que o indivíduo, no seu processo de desenvolvimento, tenta um patamar muito alto, mais difícil, de maior responsabilidade, ele é tentado a voltar para trás, para patamares já conhecidos e, portanto, mais seguros. Na clínica, não é raro, ao acompanhar adultos jovens, apreciarmos comportamentos e sentimentos regressivos, à medida que essas pessoas vão "vencendo na vida": medo, vontade de abandonar o projeto, choro, momentos depressivos, pedido de socorro, o medo do sucesso.

Adultos psicóticos ou demenciados são levados a estados extremos de regressão com comportamento infantiloide e incapacidade de se cuidar quanto à higiene e alimentação. Muitas vezes põem-se a chupar o dedo, a chorar feito bebês e até deitam-se numa posição fetal.

A regressão de formas adultas da sexualidade para formas infantis indica, na perspectiva psicanalítica do "desenvolvimento", um retrocesso da organização libidinal, com expressão nas chamadas zonas erógenas.

Uma regressão de cunho social pode ocorrer em grandes grupos, tal como foi estudado por Le Bon e Freud, com reativação de processos primitivos de competição selvagem e violência, ameaçando a individualidade de cada um no grupo, o próprio grupo e os grupos externos. Só a identificação com o líder (líder idealizado pela massa) permite um relativo compromisso de convivência; no entanto, esse liame não é garantia de obediência cega: pelos mesmos motivos regressivos e inconscientes a turba pode se voltar contra o chefe, ser empalmada por outro ou, então, desintegrar-se. J. L. Moreno estudou os pequenos grupos sociais de uma perspectiva nova, criativa e operacional, acreditando que a individualidade da pessoa se constrói nessa relação. O isolamento ou a massificação não contribuíram para o desenvolvimento das relações humanas.

No psicodrama, papéis rígidos sem criatividade, apresentados tal como são representados no teatro comum; rigidez dramática, isto é, cópia da rotina dos dramalhões; inadequação dos papéis psicológicos e sociais; mau desempenho do papel psicodramático; são todas situações em que se pode falar em papel regressivo ou regredido. Isso porque estaria preso à conserva cultural (passado fixado na memória), sem coragem de experimentar (corpo presente) e sem ousadia para criar (imaginação do futuro). Os atos e os processos psicodramáticos permitirão transformações criativas e maduras, resgatando os papéis fixados no pré-verbal e no pré-edipiano, pelo *acting out* terapêutico.

Todo papel patológico pode compor um papel regredido, tal um "papel temido", mas pode-se falar, de modo geral, em "contaminações" regressivas de papéis adequados.

2. FIXAÇÃO

No estudo da regressão deve-se ter especial atenção ao seu complemento chamado "fixação". Regressão e fixação são "almas gêmeas". Fixação seria uma tendência de se manter cristalizados, ou cronificados, fantasias, sentimentos ou condutas referentes a determinada época dos desenvolvimentos psicológicos neuropsicomotor, libidinal e social, ditos regressivos.

Juntos, fixação e regressão constituiriam perigos ameaçadores ao desenvolvimento afetivo-sexual iniciado no nascimento. Com a fixação, exigências de gratificação imaturas e infantis são encontradas no comportamento do adulto.

Como um exemplo de fixação, no texto "Três ensaios sobre a teoria da sexualidade" (1905), Freud escreve:

> Mesmo uma pessoa que tenha a felicidade de evitar uma fixação incestuosa de sua libido não escapa inteiramente à sua influência. Frequentemente ocorre que um jovem se apaixona seriamente pela primeira vez por uma mulher madura ou uma jovem por um homem de idade, que desfrute da posição de autoridade. Isto é claramente um eco da fase de desenvolvimento que vimos discutindo, já que essas figuras são capazes de reanimar retratos de sua mãe ou pai.

No texto "Psicanálise" (1926), escrito por Freud para o verbete da Enciclopédia Britânica, toma-se sobre o tema regressão/fixação o seguinte:

> Os instintos sexuais passam por um complicado curso de desenvolvimento e só no fim deste é que a "primazia das zonas genitais" é alcançada. Antes disso há grande número de organizações "pré-genitais" da libido — pontos nos quais ela pode tornar-se "fixada" e aos quais, no caso de subsequente repressão, ela retornará (regressão).

Mas é importante lembrar, com Freud, que toda neurose implica uma fixação, mas nem toda fixação leva à neurose.

No psicodrama, a dramatização e o teatro espontâneo permitem ao paciente retomar sua capacidade e potencialidade de criar, perdida ou fixada no passado.

| NOVE |

Mecanismo defensivo precoce

CLIVAGEM, CISÃO, DIVISÃO, *SPLITTING*

Esse mecanismo foi proposto por Melanie Klein como atividade defensiva básica de surgimento anterior às repressões ou recalcamentos estudados por Freud[6].

Por ele, os recém-nascidos, em virtude de um "Ego incipiente", separam em duas partes o objeto primário parcial que é o seio da mãe. Uma parte seria aquela que lhe é gratificante — a parte boa, o seio bom — e a outra seria aquela "responsável" pelas frustrações da criança — a parte má, o seio mau.

[6] Freud já abordara a questão da divisão psíquica do Ego no decorrer de sua obra, mas é no texto "Esboço de psicanálise" (1904) que o faz com terminologia nova. De qualquer jeito, ele tem um modo diferente de olhar o tema *splitting*. Nele, a noção de clivagem refere-se à partição intrassistêmica do Ego.

Interligadas aos mecanismos da projeção/introjeção, a parte boa ficaria "idealizada" e a má ficaria "odiada e persecutória", resultando na fantasia inconsciente do pensamento primitivo articulado na lei de talião "olho por olho, dente por dente". Nesse tempo o mecanismo da negação já estaria suficientemente formado para, de um modo mágico e onipotente, livrar-se desse objeto persecutório e mau.

A partir da "clivagem", atividade defensiva tão precoce, instalaria a gênese de inúmeros atributos psicológicos do ser humano, com repercussão nas suas manifestações filosóficas, relacionais e pragmáticas de vida: bem e mal, bom e mau, amor e ódio, deuses e diabos, construtividade e destrutividade, alegrias e dores.

Para melhor clareza do assunto devemos acrescentar que o mecanismo de cisão pressupõe que o Ego tenta promover uma deflexão, um desvio do instinto de morte já presente no nascituro ao lado do instinto de vida.

A cisão transformaria o instinto de morte em duas porções. Uma, projetiva, pela qual o Ego joga para fora dele e para dentro do objeto relacional (que lhe é externo) parte de si, que contém o instinto de morte. Daí o seio, que é esse objeto externo parcial, passa a ser sentido como ameaçador, perseguidor e mau para o Ego. A outra porção continua pertencendo ao Ego e transforma-se em força agressiva para rebater os perseguidores.

Também o instinto de vida, por meio da libido, é cindido em duas partes. Uma que projeta sobre o objeto original da relação (o seio e suas extensões) um esforço instintivo para a preservação da vida. Outra parte, que continua pertencendo ao Ego, é utilizada para construir relações libidinais amorosas e prazerosas com o objeto relacional.

Enquanto em Freud a cisão é do Ego, em Melanie Klein é do objeto parcial. Mas como para Klein o Ego se constrói pela introjeção dos objetos, haveria uma correspondente divisão do Ego em última conclusão.

A cisão permitiria ao Ego se organizar, se disciplinar nas vivências e colocar ordem no universo emocional e sensorial da criança, para fazê-la íntegra e integrada.

A cisão seria a base para a possibilidade de funcionamento da repressão ou recalque e outros mecanismos menos primitivos.

Na vida adulta o *splitting* terá repercussão nas capacidades maduras de ver e enfrentar o mundo, sendo um exemplo muito simples aquele da capacidade de se conter uma emoção (contar até dez) para formar uma apreciação racional sobre o acontecido.

A clivagem acompanha o indivíduo por toda a vida, sofrendo transformações a cada momento existencial ou a cada faixa etária e os polos saúde-doença serão determinados pela intensidade de sua ocorrência.

Clivagem, cisão, divisão ou *splitting*, como seja chamado este fenômeno psíquico tão precoce pela visão de Melanie Klein, coloca o homem diante de um desafio de seu processo civilizatório: a dialética razão-paixão.

No psicodrama, para um bom desempenho de papéis seria necessário um bom *splitting*, mas só o "treinamento" dos papéis psicodramáticos, por acertos e erros, em busca da espontaneidade como força criadora, permitirá chegar a bom termo, pois é no processo psicodramático que a pessoa vai criar, recriar e amadurecer esses papéis e encontrar seu ponto de clivagem saudável.

| DEZ |

Atividades defensivas envolvendo a relação com o outro

1. PROJEÇÃO

Os fenômenos da projeção devem ser estudados para fins didáticos em dois capítulos: a projeção como uma das operações estruturantes do aparelho psíquico e a projeção como mecanismo de defesa do Ego. É desta segunda possibilidade que falaremos. Nesse sentido, a projeção faz parte da dinâmica relacional, pois para ela existir tem que existir o outro, a quem um primeiro sujeito atribui qualidades semelhantes às qualidades do seu mundo anímico, interior.

Ampliando o conceito pode-se dizer que a projeção se dá sobre pessoas e coisas e o material projetado poderá ser: qualidades, sentimentos e desejos. Com a característica de que este material estará sendo recusado ou desconhecido pelo sujeito que o projeta, em função do desconforto psíquico e da ansiedade gerada, em plano inconsciente.

O sujeito projeta o que nega em si próprio, atribuindo ao outro qualidades, sentimentos ou desejos que seriam originariamente seus.

Laplanche e Pontalis chamam a atenção para equívocos no uso do termo "projeção". Muitas vezes ele é usado em lugar de "transferência", quando se diz: "Ele projeta a imagem do pai sobre o patrão"; outras vezes é usado em lugar de "identificação", por exemplo, quando se afirma que La Fontaine "projetou", nos animais de suas fábulas, sentimentos e raciocínios antropomórficos.

Freud deu interessante exemplo, que se tornou clássico, do "ciúme projetivo", em que o indivíduo se defende dos seus próprios desejos de ser infiel, imputando a infidelidade ao cônjuge. No entanto, deve-se alertar para a necessidade de se fazer o diagnóstico complementar com o ciúme "normal" (o tempero do amor), o ciúme paranoico, o delírio de ciúme do alcoólico deteriorado e o ciúme mórbido das triangulações amorosas.

A mitologia, a superstição, as religiões, o animismo são campos férteis para a expressão de projeções, nas quais anjos e demônios, deuses e espíritos, receberiam poderes e qualidades dos desejos inconscientes do homem. As nuvens vadias são elementos da natureza propícios para projeções imaginativas.

Ainda que esteja na gênese de neuroses e psicoses, sendo a base para os delírios de perseguição (projeção assertiva), a projeção como atividade defensiva está presente no cotidiano das pessoas ditas normais (projeção interrogativa) que, sob a pressão de tensões inaceitáveis, "recorrem" à projeção como forma de preservação da homeostase psíquica e da integridade do Ego.

É devido ao fenômeno da projeção que não se pode esperar das pessoas objetividade ou neutralidade rigorosas diante de problemas e questões.

Os papéis sociais e psicodramáticos podem ser veículos desse tipo de defesa.

Como formas de projeção temos:

Depositação

É uma forma clínica de projeção que consiste em transferir para um terceiro responsabilidades que são nossas. Assim é o caso dos pais que acham que a professora é a responsável única pela educação de seu filho. Ou aquela expectativa de que o médico dará conta de todas as necessidades de um doente, desconhecendo-se o papel e o lugar bem delimitados desse profissional. E, ainda, a eterna crença do brasileiro num "salvador da pátria", que venha salvá-la sem exigir nada de nós.

Fantasias projetivas

Nessa forma de projeção a fantasia será entendida no sentido do sonhar acordado, do devaneio, praticamente em plano consciente ou subconsciente. Própria dos sonhadores, o mundo é visto pelas lentes da imaginação e da poesia.

O psicodrama utiliza-se muito desses mecanismos por meio dos papéis imaginários e da fantasia, para chegar a sessões significativas e terapêuticas.

Generalização projetiva ("como vejo o mundo")

São formas em que a cosmovisão da pessoa é perturbada por uma visão mesquinha e egocentrada no modo de observar o mundo. Assim, todas as circunstâncias da vida — política, social e econômica — são comprometidas com um modo muito subjetivo e acanhado de ver, analisar e criticar. Isso ocorre porque é realizado sob o enfoque das necessidades pessoais censuradas. Esquerda, centro ou direita? A resposta estaria no imo de cada um, traduzindo seus conflitos, necessidades, motivações ou desejos. O que não exclui a possibilidade de percepção télica, realista, dos acontecimentos concretos, que a realidade e o outro confirmam.

Pensamento reverberante

Nossos pensamentos podem ser projetados nos sons da natureza e nos ruídos das máquinas, reverberando aos nossos ouvidos como se fossem "vozes" alheias. No contato com a queda de uma cachoeira, "ouvimos" ideias abissais; no chuveiro, a água que cai nos "fala" com vozes prosaicas.

Transferência de culpas

É outra forma projetiva em que a pessoa se nega a assumir a realidade de seus conflitos, responsabilizando a outrem por dificuldades de sua dinâmica pessoal e existencial. Nesse caso parece ser sempre bom encontrar um "bode expiatório". Diz o filho rebelde: "Eu não pedi pra nascer. Agora aguentem-me".

2. INTROJEÇÃO

Para contrapor-se à projeção, Ferenczi descreve a introjeção, que seria a atividade defensiva pela qual o aparelho psíquico normal assimilaria atributos e qualidades de objetos externos ao Ego: pessoas, coisas, animais.

Se no desenvolvimento infantil a introjeção tem valor como elemento de crescimento da criança, no adulto ela é mais de caráter defensivo, nem sempre útil.

É clássico o caso em que ela se evidencia numa situação de luto: é comum, após a morte do pai, que um dos filhos passe a adotar o "jeitão" do falecido. No entanto, quando a pessoa começa a se comportar como se fora "mesmo" o pai, provavelmente estaremos diante de um quadro psicótico.

Elementos introjetivos são tomados também de professores, esportistas, ídolos, líderes, políticos, artistas etc. Daí a responsabilidade ética desses formadores de opinião, e a necessidade de a televisão repensar o seu papel cultural e social.

3. IDENTIFICAÇÃO

À semelhança da projeção, também a identificação pode ser estudada em dois vieses: o da estimulação do psiquismo humano e o da atividade defensiva do Ego.

A identificação é a dinâmica mais primitiva da relação humana; para Freud ela se refere à relação afetiva que mais cedo aparece em nossa vida. O conceito aparece na *Interpretação dos sonhos* (1900) como um esboço e depois é mais bem discutido em "Psicologia das massas e a Análise do Ego" (1921).

É o fenômeno psicológico da identificação que permite a humanização do sujeito, isto é, seu crescimento afetivo, intelectual, social e espiritual. O indivíduo toma outra pessoa como modelo e assimila dela um aspecto, uma função, um papel, uma propriedade, um atributo, uma finalidade, permitindo-se uma transformação total ou parcial.

No psicodrama, no uso da técnica da "inversão de papéis", há de ocorrer o fenômeno da identificação para que ela (técnica) se realize de modo cabal. Mais do que uma empatia, diferente da simpatia, além do modelo, essa identificação psicodramática é de ordem existencial: os afetos desenvolvidos no *hic et nunc*.

A identificação não deve ser confundida com a imitação, pois esta se caracteriza por menos sutilezas, por ser relativamente passageira, não se propondo a incorporar elementos da personalidade do outro, mas tão-só exterioridades. Quando ocorre com certa intensidade e repetição, a imitação é chamada de "identificação adesiva" ou "mimetismo" e sua vertente patológica é observada no "falso *self*", nos regredidos, nos oligofrênicos e neuróticos sugestionáveis. O filme *Zeling*, de Woody Allen, nos fala do mimetismo.

A *identificação primária* refere-se à que ocorre na fase indiferenciada do recém-nascido, quando este é dependente e está "amalgamado" com a mãe.

A *identificação secundária* refere-se àquela que ocorre ao longo da vida, a partir da fase do reconhecimento do outro.

Há uma discussão, que vem de 1941, na Sociedade Britânica de Psicanálise sobre a legitimidade das expressões "incorporação", "introjeção" e "identificação" serem usadas como sinônimos, já que para Freud introjeção era processo mental de absorção de imagens, precedendo o conceito de identificação. Incorporação seria usada como processo oral, antropofágico, fantasmático, pelo qual o indivíduo incorpora em seu corpo aspectos do objeto relacional. A incorporação precederia a introjeção e esta viria antes da identificação.

Um exemplo de identificação nos é dado dentro da própria história da psicanálise. Conta-se que James Strachey, tradutor e crítico da obra freudiana, identificou-se tanto com o mestre vienense que até sua postura física se moldou à silhueta de Freud.

Freud sustentava que a identificação seria quase o único princípio de aprendizagem de que precisaríamos para explicar o desenvolvimento da personalidade.

Na vida adulta as pessoas se identificam com a sua profissão ("sou médico", "sou lavrador", "sou metalúrgico"), com os seus clubes socioesportivos ("sou Flamengo", "sou do Barroca Tênis Clube"), com as instituições onde trabalham, com o grupo de amigos que lhes prestigiam, com as fraternidades religiosas. Os pais identificam-se com a realização de seus filhos. Os empregados com o prestígio da firma a que servem. Há, ainda, identificação fantasiosa com as leituras, filmes, televisão. Tristemente, nas populações desvalidas os objetos de identificação são os "justiceiros" ou "bandidos-heróis".

Para Goethe: "O homem não pode reconhecer-se senão no homem".

Tipo especial de identificação: identificação com o agressor.

Anna Freud é quem descreveu esse tipo especial de identificação, como mecanismo de defesa, e que estaria na raiz da formação do superego.

Como o nome diz, a pessoa, ao defrontar-se com uma agressão vinda do exterior, passa a identificar-se com o agressor. A "agressão" poderá ser: uma crítica, um "pito", um xingamento, uma ameaça física, uma agressão real, uma pressão ideológica, uma discriminação, um preconceito.

O agredido identifica-se com o agressor a ponto de assumir não só a sua ideologia ou atitude agressiva, mas também o seu compromisso social, seus conceitos morais, o simbolismo de suas vestes ou de sua postura física. E com a identificação chega-se ao cúmulo do agredido passar a agredir, da mesma forma, pessoas mais fracas. Geralmente, filhos violentos resultam de pais violentos.

No método psicodramático se diz que em casos como este haveria uma "inversão de papéis", com o agredido tomando o lugar do agressor.

A história da Segunda Guerra Mundial (1939) conta-nos que alguns jovens dos países ocupados pelos nazistas identificavam-se com o invasor, imitando-o no uniforme, botas e símbolos semelhantes ao da cruz suástica, formando grupos paramilitares e agredindo em nome de uma pretensa ordem.

Para critérios mais rigorosos a identificação não seria com o agressor, e sim com as manifestações da agressão.

4. IDENTIFICAÇÃO PROJETIVA

Esta é a maior contribuição de Melanie Klein à psicanálise, para entender a formação da personalidade.

Vamos enfocar esse título deixando, por peculiaridades de montagem do texto, de articular as noções de posição esquizo-paranoide e posição depressiva.

Na identificação projetiva, o Ego colocaria fontes suas (atributos e funções, bons e maus) "dentro" do outro (pessoa ou coisa) para livrar-se delas, para preservá-las ou, ainda, para controlar ou agredir o outro (fase projetiva). Quando o Ego recebe "de volta" a projeção realizada (fase introjetiva), recebe-a com modificações ocorridas por ter-se integrado com os sentimentos do outro. De qualquer forma essa "volta modificada" será sempre vista do ângulo de quem projetou anterior e primariamente. Difícil de entender?

Para a boa compreensão dessas atividades defensivas é importante que se tenha em vista que a proposta de Melanie Klein é para ser apreciada e estudada em estágios etários bem precoces do desenvolvimento da criança. No adulto o tema é retomado como que numa linguagem analógica ou metafórica.

Também é importante conhecer a contribuição que Bion dá ao tema ao clarear o conceito, elevando-o a um dos pilares do desenvolvimento normal e propondo, por fim, que seja usada na análise com a clássica definição de *rêverie*, que seria a possibilidade de o analista receber, avaliar, "desintoxicar", metabolizar e remodificar as projeções, devolvendo-as de modo esclarecido e suportável ao analisando. Como a intuição materna será capaz de fazer diante das ansiedades do filho: a mãe acolhe a criança assustada e a tranquiliza com carinho.

A atividade da identificação projetiva, como mecanismo de defesa, é encontrada em situações que se configurem fenômenos de várias ordens, como: mecanismo de comunicação humana, negação da realidade psíquica, controle onipotente do outro, defesa contra a inveja, relação parasitária (viver dentro do outro). Em termos clínicos, no adulto, encontramo-la em *borderlines*, perversos, em casos de despersonalização, claustrofobia grave e certas organizações psicóticas, o que atualmente são as chamadas patologias narcísicas.

Seria importante que houvesse um equilíbrio entre as fases de identificação projetiva e introjetiva, pois o Ego muito dividido pela identificação projetiva ficaria propenso à fragmentação, à fragilidade e à pré-psicose. O ideal seria que a criança pudesse projetar não só impulsos agressivos na mãe, mas também sentimentos bons e que o retorno fosse amoroso também.

Os estudiosos de Melanie Klein insistem em que o conceito de Identificação Projetiva seja original, não mantendo semelhanças com o conceito freudiano de projeção.

Mecanismos próximos ao da Identificação Projetiva são: a relação "quase-telepática" mãe-filho proposta por Spitz, a mãe "suficientemente boa" de Winnicott, o "con-sentir" de Balint, a *rêverie* de Bion.

| ONZE |

Atividades defensivas para a superação de conflitos

1. ELABORAÇÃO

Diante do chamado instintual conflitivo, de uma dúvida existencial, de um confronto com as regras sociais, de uma angústia de causa desconhecida, de pensamentos ambíguos e sentimentos ambivalentes, a dinâmica psíquica é convocada. Convocada, consciente e inconscientemente, a superar o encruzamento conflituoso. E isso se faz por meio da "elaboração", que é a capacidade de "reviver" criticamente as vivências até que elas percam o efeito psicogênico e o potencial patogênico. A elaboração substitui, no processo da realidade psíquica, a compulsão à repetição, evitando que uma análise se transforme numa neurose compulsiva.

Na elaboração surge a capacidade de se lidar com os termos antagônicos e excludentes do conflito, gerando um novo plano qualitativamente mais elevado e quantitativamente diferente.

O mecanismo da elaboração é usado com êxito em todas as formas de psicoterapias e conclui-se com a possível superação do conflito. A técnica da "inversão de papéis", no psicodrama, contribui para a elaboração de conflitos interpessoais, atingindo a dinâmica intrapsíquica.

Mas o melhor da elaboração psicodramática se faz por meio das cenas que discriminam lembranças afetivas e as resgatam para serem compostas em novas imagens e novos papéis.

2. IDEALIZAÇÃO

É a defesa que nos faz acreditar na bondade e beleza dos objetos (pessoas, coisas, ideias). A pessoa por quem se está apaixonado, a moto do ano desejada e a proposta política abraçada servem como exemplos de objetos relacionais em que a idealização é utilizada, transformando-os numa crença irretorquível. A amada será a mais bela e carinhosa do mundo; a moto será a melhor até hoje fabricada; e o ideal político, o mais nobre da história. Ninguém e nada terão defeitos para o idealizador.

No entanto, deve-se ressaltar o lado positivo, construtivo e saudável da idealização, pois é graças a ela que teremos capacidade de ter um bom e amoroso relacionamento com o objeto. A busca télica depende disso.

Trata-se de atividade defensiva que ajuda na superação de conflitos e, se bem clareada, atuará a favor da saúde mental e bem utilizada poderá constituir-se em formação de ideais e valores.

3. RENÚNCIA ALTRUÍSTICA

Esta seria uma forma de sublimação. Por ela o indivíduo usaria os mecanismos de projeção e de identificação projetiva no que eles têm de útil para estabelecer boas relações afetivas e consolidar os vínculos positivos. Então, ser-lhe-ia dada a possibilidade de participar da convivência com seus semelhantes de modo a ser solidário e camarada.

O nome é assim dado porque a pessoa "renuncia" a desejos instintivos, narcísicos e de interesses egoísticos.

A generosidade do jovem é a forma de uma atitude defensiva, transformada no socialmente aplaudido.

4. REPARAÇÃO

Em linguagem simples e popular, reparação é a capacidade de pedir desculpas e arrepender-se por atos sacados contra terceiros e socialmente ou moralmente condenados. Também é saber ser grato. Mas pode conter um cinismo, como nos exemplos satíricos: "o marido leva presentes para a mulher a cada aventura infiel"; "o negociante que dá dinheiro a obras de caridade para abafar sua inescrupulosidade", "o velho lúbrico que clama por indulgências rezando rosários sucessivos". É o que se chama aplacar a "má consciência".

Ironias à parte, em Melanie Klein reparação é a dinâmica fundamental para a superação da "posição depressiva", quando a criança evoluiria conforme adquirisse a capacidade de reparar a agressão feita, inconscientemente, à mãe.

Reparação é o que dá "grandeza" à personalidade, pois essa reconhece no outro atributos que merecem respeito e encaminham o sujeito para uma boa relação humana. Trata-se de uma defesa de crescimento do Ego organizada de modo lento e por meio de valores como o da gratidão. A técnica de inversão de papéis, no psicodrama, é útil para catalisar o processo reparatório.

5. SIMBOLIZAÇÃO

Símbolo (do latim *sym-bolu*) é tudo que une e reúne, ao contrário de "diabo" (*dya-bolu*) que é o que separa, provocando cizânia. É qualquer coisa usada para representar outra coisa. Exemplo: a pomba é o símbolo da paz. Na psicologia psicanalítica símbolo é a imagem que traduz as tendências inconscientes.

Como mecanismo de defesa, a simbolização é a capacidade do Ego de usar símbolos tradutores de suas forças afetivas, muitas vezes inconscientes.

Os símbolos utilizados poderão ter sentido universal, como é o caso do folclore, das lendas, dos mitos, dos provérbios, dos chistes, mas poderão ter significado particular, espelhando pensamentos encontrados na própria história inconsciente da pessoa. Muitas vezes o símbolo não deve ser visto simbolicamente. "Um charuto, às vezes, é um charuto mesmo", diz a anedótica psicanalítica.

DOZE

Destaque especial: sublimação

SUBLIMAÇÃO

Foi Goethe que introduziu na língua alemã o termo sublimação, referindo-se a sentimentos humanos que devem ser aperfeiçoados em busca de motivações mais puras no modo de se viver.

Na linguagem cotidiana usamos o vocábulo "sublimação" com certa ingenuidade. Quando o conceito nos é ensinado nos tempos de colégio, acreditamos que o demônio possa se tornar santo e o desejo sexual virar obra de arte. As coisas não são bem assim. Sublimação é de difícil teorização, áspera para descrever clinicamente e, acima de tudo, nunca teria sido vista funcionando.

Fenichel coloca no item sublimação todas as atividades capazes de fazer cessar o móvel do perigo, ou seja, cessação daquilo que se rejeita, constituindo-se em defesas bem-sucedidas. No entanto, desejos já reprimidos no inconsciente (recalcados, diriam os franceses) não poderiam ser sublimados e daí por que a sublimação haveria de ocorrer antes de qualquer repressão. Ainda é pouco conhecido o malabarismo que o Ego faz para que isso possa acontecer.

Basicamente, para haver sublimação será necessário que o instinto se dessexualize ou perca a agressividade e se subordine à disciplina do Ego sem, entretanto, estar reprimido e sim livre para a criação. Um assunto complicado no qual o método psicodramático apresenta *know-how* com suas vivências para a criatividade. J. L. Moreno trabalha com o conceito de espontaneidade que seria desvinculado da libido, próximo do conceito de liberdade bergsoniana com a qual se pretende que surja a expressão mais original de cada um. A espontaneidade é que permitiria a criatividade e esta teria relação estreita com a sublimação.

Na vida adulta referimo-nos à forma metafórica pela qual se pode usar a sublimação, ao modo dos químicos, para quem ela é a maneira como um corpo sólido passa ao estado gasoso sem o estado líquido intermediário. Ou, ainda, falamos à moda dos filósofos, que têm no sublime uma categoria estética.

A verdadeira sublimação instalar-se-ia precocemente no momento mesmo das primeiras excitações sexuais, portanto, na infância, conforme estudo de Freud sobre Leonardo da Vinci.

Laplanche diz que a sublimação é uma das "cruzes" da psicanálise. Cruz, no sentido de cruzamento e convergência de vários temas, e cruz, no sentido mesmo das crucificações de antanho, impostas como flagelo.

A trajetória de Freud nesse terreno estaria repleta de hesitações e sua atitude não teria sido nada confiante, pois ele foi remetendo para o futuro a melhor compreensão da tese, não a alcançando no entanto.

No *Vocabulário de psicanálise*, Laplanche e Pontalis assim a definem:

> Processo postulado por Freud para explicar atividades humanas aparentemente sem relação com a sexualidade mas que encontraria sua origem na força de pulsão sexual. Freud descreveu como atividade de sublimação principalmente a atividade artística e a investigação intelectual. Diz-se que a pulsão foi sublimada na medida em que ela é desviada para uma nova meta não sexual e visa objetos socialmente valorizados.

Na prática, muitas vezes, o que chamamos de sublimação na verdade são mecanismos substitutivos da atividade sexual, não correspondentes, em sua gênese, ao conceito original do termo. Por isso, sublimação não deve ser confundida com os mecanismos da compensação, do deslocamento, da substituição, das formações reativas ou com as fases de adaptação estudadas por Erich Fromm.

Lato sensu, sublimação seria o triunfo das pulsões da vida sobre as pulsões de morte; a canalização de impulsos agressivos para atividades socialmente nobres; a vitória da criatividade sobre a estagnação e a inércia; seria o surgimento da civilização e da cultura.

Para Erich Fromm as inclinações humanas mais belas não seriam biologicamente dadas, mas nasceriam do processo social. A sociedade teria uma função repressora, mas em contrapartida teria uma função criadora. A transformação de impulsos naturais em tendências culturais seria a base cultural da humanidade.

Toda sublimação traduziria a capacidade do Ego em usar os derivativos da pulsão (*trieb*) na construção da cultura sofisticada. Na feliz analogia de Baggio, a sublimação seria como usar uma queda d'água não para provocar erosões do solo, mas para gerar energia elétrica que, por sua vez, seria geradora de imagem e música.

Vínculos afetivos como os da ternura, camaradagem, amizade, sem objeto sexual, apontam para a sublimação como relações humanas.

Interesses humanitários, amor universal, inspiração artística, obra literária, sem repressão, apontam para a sublimação como criatividade.

| TREZE |

Atividades defensivas encontradas nas psicoses

1. AUTISMO

É um mecanismo defensivo psicótico pelo qual o paciente se distancia da realidade circundante e alheia-se em um mundo próprio, muitas vezes descrito como "bizarro" por não ser possível penetrá-lo.

Hoje fala-se de "núcleos autísticos" no neurótico.

2. CONFUSÃO

Refere-se ao fato de as realidades internas e externas ficarem insuportáveis para o Ego, promovendo obstrução das percepções e da consciência. Ligada ao *stress*, ao uso de drogas, a doenças infecciosas agudas, a estados de pré-coma e ao desequilíbrio da homeostase neurofisiológica é responsável por surtos psicóticos ou momentos psicóticos. Muitas vezes, por um lapso de tempo, ao sofrer pressões internas e externas o indivíduo normal poderá ser tomado por uma crise psicótica momentânea, de maior ou menor valor, em tempo e intensidade.

Na vida moderna, muitas vezes, o próprio cotidiano lança o indivíduo normal num estado de confusão como se fora uma psicose: um cliente me relatou que em certos momentos vêm-lhe à mente cenas que ele não sabe se viu na televisão ou no cinema, se ouviu na secretária eletrônica ou de viva-voz, se ocorreram em sonho, se foram realmente vividas ou se foram encenadas em sessões psicodramáticas do seu tratamento.

3. FUSÃO

Trata-se de um mecanismo originado na fase simbiótica mãe-filho que permanece sem transformações e é responsável por situação psicótica da criança ou pela ocorrência do quadro de *folie a deux*, loucura conjunta de mãe e filho.

4. REJEIÇÃO (FORCLUSÃO OU PRECLUSÃO)

Este mecanismo é utilizado para complementar a repressão e dela originado, mas, no entanto, deve ser colocado numa classificação à parte, relacionando-se melhor com as atividades defensivas que resultam numa psicose.

Forclusão também é chamada: repúdio, recusa, abolição, suspensão, corte. Foi o termo proposto por Lacan para compreender o vocábulo alemão *Verwerfung*, que aparece nos primeiros textos de Freud e até então traduzido como rejeição.

O conceito de *Forclusão* indicaria a falta de inscrição no inconsciente da experiência simbólica da castração, experiência normativa que ajudaria na definição sexual da criança, o reconhecimento de seus limites e o sentido de realidade.

Sua característica fundamental é a de que o mecanismo é de ocorrência em casos de repressão extrema responsáveis, no que lhe toca, pelos quadros psicóticos. Há como que uma negação maciça ou desconhecimento total da realidade ou de parte significativa dessa mesma realidade.

Em termos sociais o que se observa no cotidiano é que todas as pessoas compartilham da realidade estruturante e globalizadora do senso comum e apenas aquele possuído pelo mecanismo de rejeição ou forclusão não o faz. Entretanto, alguns autores identificam-na em formas passageiras de doenças mentais, como: no delírio agudo, nas alucinações episódicas, nos surtos psicóticos, em algumas doenças psicossomáticas e até em atuações patológicas.

Exemplo de "defesa psicótica" encontra-se no estudo que Freud fez de Schreber com base na leitura do seu livro *Memórias de um doente dos nervos* (1903). O material clínico ali encontrado permitiu a Freud demonstrar que a angústia persecutória e o delírio paranoico são consequência de uma defesa psicótica contra desejos homossexuais reprimidos.

Porém, Lacan critica a hipótese libidinal de Freud para a psicose e, particularmente, a importância à tendência homossexual na gênese da paranoia. No lugar dessa ideia ele propõe a ocorrência do "empuxo à mulher", um tipo de identificação que não se refere à homossexualidade. Ler Lacan para entender.

CATORZE

Capítulo completivo: vários autores

1. CATATIMIA

Assim é chamada por Mira y Lopes a influência que os afetos têm sobre a percepção da realidade. Dito de outra forma: as operações psíquicas da mente não seriam dadas à consciência com neutralidade, mas sofreriam a interferência de fatores afetivos (desejos e temores, positivos e negativos) de modo a deformar o resultado da percepção vivencial.

Os fatores catatímicos primários e mais poderosos seriam: o amor, o ódio, o medo e a inveja.

Pelo amor se diz: "Quem ama o feio, bonito lhe parece".

Pelo ódio, só defeitos serão apontados em uma pessoa, ainda que ela seja proba e reta.

Pelo medo, bandidos e animais ferozes serão falsamente percebidos às sombras da noite.

Pela inveja destacam-se alguns episódios: uma pessoa recebe uma carta gentil, mas não é capaz de respondê-la, por não achar tempo; ganha um presente e não consegue agradecer. As desculpas ou racionalizações são várias, entre elas: "A vida moderna é assim mesmo, tem outro ritmo". Na verdade, essa dificuldade de dar o retorno afetivo esconde a inveja solapadora de relações humanas.

O sujeito catatímico, em princípio, não é um bom julgador, não serve para as funções de arbitragem, pois geralmente tende a se afastar da realidade objetiva.

As pessoas tomadas de reação catatímica serão sempre péssimas testemunhas em casos periciais. Nessa categoria estão as crianças, os histéricos e os *borderlines*.

A emoção catatímica dos hipocondríacos ou dos histriônicos dá às doenças reais um colorido mais intenso.

É importante, pois, ao profissional da área psicoterapêutica, ter bem reconhecidos e "trabalhados" elementos catatímicos de sua própria personalidade para não compor com o paciente um quadro classicamente conhecido como o de *folie a deux*.

2. COMPENSAÇÃO

É a atividade defensiva constituída para substituir ou reprimir "alguns defeitos" pessoais ou sociais da formação do indivíduo, a que Adler chamou de "tipo defensivo". Inspirado em Nietzsche, Adler propunha a "vontade de poder" como autoafirmação construtora do homem.

Podemos estudar a compensação sob duas visões: a do encobrimento de sentimentos mesquinhos e a da superação das dificuldades primárias. Vejamos: altanaria, arrogância, certo tipo de independência, sepultariam sensações de inferioridade e de menor valor intelectual, moral e social. Indivíduos feridos no seu narcisismo e com dificuldades nas soluções edipianas, outros com descrença no ser humano e sem convicções morais ou religiosas contemporizadoras costumam apresentar-se com esse tipo de defesa. Por essa compensação surgem sentimentos de falsa superioridade, busca de poder e prestígio, o que, muitas vezes, é feito por via da delinquência e da criminalidade. As pessoas com esse "mecanismo compensatório" geralmente gostam de ver defeitos nos outros, criticando-os, desqualificando-os e desvalorizando-os. Constituem a falange dos fofoqueiros.

Quando se fala em sentimentos de inferioridade não se está fazendo referência a sentimentos de culpa, pois são silogismos emocionais diferentes.

Porém, há exemplos pessoais e históricos de mecanismos compensatórios positivos e construtivos, como: o de Demóstenes, um gago que se tornou elogiado orador; o de Roosevelt, que de uma infância doentia, acometido de paralisia infantil, tornou-se adulto forte, saudável e destemido, chegando a ser presidente dos Estados Unidos; o de Einstein, aluno sofrível, para não dizer um mau aluno, transformando-se em grande e inquestionável cientista; o de Padre Vieira, considerado um clérigo obtuso que com um "estalo" se transformou num pregador de excelsa retórica; o de Dom Bosco, que assoberbado por dificuldades de ordem material conseguiu, por meio de uma força de vontade sobre-humana, superar-se pelos estudos, tomando-se figura excepcional como educador de jovens; o de Beethoven, nascido com o dom para a música, tendo que superar uma infância infeliz e a rudeza e incultura do meio familiar, não sendo menino pródigo como se pensa: com evolução lenta salvaram-no seu espírito determinado e as boas amizades; o de Darwin, na juventude considerado distraído e avoado, que se tornou o famoso cientista estudioso da evolução da espécie humana. E outros belos exemplos de "volta por cima" verdadeira e saudável.

3. CONSTRUÇÃO DE TEORIAS

Segundo Arthur Burton em seu livro *Operational theories of personality* (1974), a tendência da psique é caminhar para o niilismo e a condição biológica do cérebro seria a do vazio intelectual. Pode-se especular que para evitar a "angústia do vácuo" o ser humano constrói teorias e nomeia objetos. Criação artística, ética e justiça, religião e política, matemática e ciências, de um modo geral, surgiriam como preocupação humana para combater a esterilidade do início, para dar significados, para estruturar o pensamento e fazer nascer os sentimentos.

Um exemplo de ordem clínica bastante simples seria aquele que ocorre entre cliente e terapeuta, quando este último vai ajudando o paciente, por meio de intervenções apropriadas, dialogadas ou dramatizadas, de modo que ele possa organizar o pensamento, reconhecer e equilibrar os sentimentos e preencher o vazio existencial com um projeto de vida. Tratar-se-ia, pois, de um mecanismo biológico, psicológico e socialmente útil, hipótese a ser verificada.

4. DESATENÇÃO SELETIVA

Sullivan descreve um tipo de atividade defensiva pela qual uma pessoa ignoraria detalhes de uma situação externa que, significativamente, seriam produtores de angústia ou desconforto para si, para os outros e para o grupo.

Esse é o tipo de defesa responsável por equívocos nas relações humanas: deixa-se de perceber as necessidades do outro, desconhecendo-se sua dor, sua depressão, seu pedido de socorro; deixa-se de perceber os limites que o outro nos impõe para preservar sua intimidade. Na linguagem popular diz-se que há falta de "desconfiômetro".

Quando esse tipo de defesa ocorre com a pessoa participante de um grupo, operacional ou terapêutico, ela fica impedida de compreender alguns acontecimentos ou de acompanhar o andamento da dinâmica grupal.

Um tipo especial de "desatenção seletiva" ocorreria com as pessoas incapazes de perceber suas próprias dificuldades ou limitações, de ordem física ou intelectual, em decorrência de acidentes, doenças ou do envelhecimento.

5. DEFESAS MANÍACAS

As defesas maníacas levam a pessoa a atividades que tenham sempre uma conotação de festa: diversões, música, dança, agito, amizades leves e inconsistentes, despreocupação com as dificuldades da vida. Tudo são flores. Não há compromissos sérios, não há responsabilidades para com o próximo. Incluem-se numa situação que na filosofia de Sartre é chamada de "má-fé": o engano, o enganador e o enganado são todos constituintes de uma única pessoa.

O portador de uma defesa maníaca, por meio de uma autoanálise ou de um processo psicoterapêutico, poderá se encontrar de uma forma mais verdadeira, encarando com coragem as dores e a solidão mas, ao mesmo tempo, aprendendo a usufruir de forma equilibrada e saudável das alegrias do mundo, buscando uma companhia saudável.

Esse tipo de defesa é encontrado nos textos de Melanie Klein como formas defensivas de organização rápida para enfrentar com urgência a angústia depressiva de que a criança é tomada após seu ataque inconsciente à mãe.

Como numa moeda (cara e coroa), quase sempre há, em contraponto, uma dor a ser superada: de perda ou de luto. As defesas contra o luto e a perda tentam retardá-los, pois esses são afetos altamente dolorosos e destrutivos para o Ego. Há uma minimização lenta e gradual, com rituais que permitem desativar vagarosamente as catexias (energias) explosivas. A postergação de afetos e a elaboração podem estar nessa categoria progressiva da neutralização. Mas muitas vezes são as defesas maníacas que se instalam nessa mesma tentativa, de modo abrupto e agitado.

Para Freud, luto e depressão são fenômenos comparativos que não se limitam a surgir só em caso de mortes, mas também em outras situações como separações, divórcios, abandonos, rejeições. Sempre estarão ligados à perda do objeto em sua definição psicanalítica. Por isso é comum, diante de uma separação, o paciente apresentar-se numa crise depressiva ou, ao contrário, numa crise hipomaníaca que lhe dá a sensação de leveza e liberdade.

6. MECANISMOS DE EVASÃO

Erich Fromm aponta mecanismos culturais para se evadir de sentimentos de solidão, impotência e angústia postos pela vida social. Seriam eles: o autoritarismo sadomasoquista, a destrutividade, o conformismo ideológico e a robotização (trabalho automático sem prazer ou criatividade).

7. NARCOTIZAÇÃO

Termo proposto por Karen Homey para indicar uma das vias de escape da angústia em nossa cultura. O homem de forma consciente se narcotiza, literalmente, por meio do álcool, das drogas, das diversões, do sexo, das medicações, da televisão.

8. UR-DEFESAS

Jules Masserman, psiquiatra e psicanalista, em seu livro *Therapy of personality disorders* (1966), fala-nos das UR-defesas, como ilusões defensivas próprias do homem, onde UR é o prefixo indicador de crenças primordiais, confortadoras, pelas quais a vida possa ter qualidade suportável. Entre essas expectativas primevas teríamos o desejo da invulnerabilidade do corpo e a convicção na imortalidade da alma, a esperança de fraternidade entre os homens e a fé numa ordem cósmica divina.

| QUINZE |

Adendos

- A repressão ou recalque é a "pedra angular" dos mecanismos de defesa e do próprio edifício psicanalítico, entrando na formação do inconsciente que é o conceito nuclear e fundador da psicanálise.

- Melanie Klein achava que o suicídio pudesse ser visto como um mecanismo de defesa. Ao pretender matar seus objetos maus o Ego estaria tentando salvar seus objetos amados. Um paradoxo em forma de tragédia.

- Projeção é o mecanismo de defesa mais conhecido e usado pela cultura popular. É comum ouvir-se no diálogo cotidiano: "Você está projetando..."

- Identificação e clivagem disputam o lugar de defesas mais primitivas. Quem nasceu primeiro?

- Sublimação é a defesa mais questionada e discutida. Existiria mesmo?

- Em toda crise psicológica circunstancial, ou existencial, somos submetidos a alguma forma de regressão. A pessoa que regride não deve ser criticada, mas sim ajudada e amparada, para retomar o caminho do desenvolvimento, do equilíbrio e da compensação.

- As formações reativas entram na composição da Ética, por isso que desmontá-las é correr o risco de transformar a estrutura de caracteres do indivíduo em um amontoado sociopático.

- Nos sonhos, nos sintomas e nas doenças vamos encontrar todos os tipos de mecanismos de defesa.

- O bom interpretador seria aquele capaz de "captar" o outro por meio de um fenômeno semelhante ao do mecanismo de "identificação projetiva". O paranoico seria o paradigma do bom interpretador, por isso o profissional da área deve estar atento para não ultrapassar os limites da sanidade, caindo no campo do delírio interpretativo.

- No capítulo XI de *Psicopatologia da vida cotidiana* (1901) Freud aponta a superstição como tendo suas raízes na ambição suprimida da imortalidade, ocupando o lugar da ansiedade diante da ideia da morte.

- Freud ao discutir os termos "desrealização" e "despersonalização" recorda uma viagem que fez a Atenas, lembrando que ao visitar a Acrópole foi tomado de um sentimento ou sensação que ele descreveu em duas frases: "bom demais para ser verdade" e "o que eu estou vendo aqui não é real". Em acontecimentos desse tipo a pessoa estaria referindo-se a uma parte da realidade, o que configura a desrealização. Quando a pessoa se refere a partes de seu próprio corpo ou de seu próprio eu, ao estranhamento dessas partes, diz-se que se trata de uma despersonalização. Desrealização e despersonalização são fenômenos defensivos que podem ocorrer em pessoas normais sob forte impacto emocional ou de forma mais intensa e patológica, em certas doenças mentais, sendo típico da histeria.

- A sensação ou sentimento expectante que uma pessoa possa ter de que algo terrível venha lhe acontecer estaria ligada ou sob a influência de uma "lembrança reprimida", que procura ingressar na consciência, mas sem poder fazê-lo.

- Freud refere-se à necessidade do Mecanismo de Defesa para o desenvolvimento do Ego para replicar: "Mas é certo também que eles próprios podem transformar-se em perigos. Às vezes, se vê que o Ego pagou um preço alto demais pelos serviços que eles lhe prestaram" (In: *Análise terminável e interminável* [1937]).

DEZESSEIS

Glossário

Afeto

Geralmente usado como sinônimo de sentimentos e emoções, afeto tem seu significado correto ligado à noção de "expressão qualitativa da quantidade de energia pulsional e das suas variações". O estado afetivo poderá ser agradável ou penoso, vago ou definido, e sua ressonância ocorre através dos estados emocional e sentimental.

Bode expiatório

Na Antiguidade era o animal levado ao sacrifício para purgar os pecados da comunidade. Na psicologia é a pessoa, grupo ou instituição que se torna alvo de um deslocamento afetivo de cunho agressivo, diante de frustrações e desapontamentos circunstanciais, existenciais ou psicológicos dos grupos humanos.

Caso limite

Também chamado de *limítrofe* ou *borderline* é afecção psicopatológica que não se pode delimitar clinicamente com facilidade. Ora é percebido como uma neurose, ora como uma psicose (esquizofrenia, especificamente), ora como um déficit intelectual. Às vezes tem-se que lançar mão do diagnóstico diferencial com as expressões psíquicas de doenças organocerebrais.

Catarse

Do grego *Kátharsis*, purgação, purificação, significaria descarga de tensões psíquicas que o sistema nervoso usaria diante do excesso de estimulação interna ou externa. A compulsão de falar caracteriza uma forma de catarse que se pode chamar "natural"; comportamentos impulsivos geralmente indicam catarses patológicas, o *acting-out* psicodramático é uma forma de catarse terapêutica.

Catarse de integração

É um dos recursos de ação terapêutica proposto pelo psicodrama. O paciente se coloca como criador e ator de um *script* que será vivenciado em *status nascendi* diante de um público (o grupo) que consente e coparticipa, devolvendo a experiência na forma do compartilhar, que permite transformações psicoemocionais no paciente e na plateia.

Cena traumática

Trata-se de experiência desagradável pela qual uma pessoa passa, ferindo-lhe o "amor-próprio", ofendendo seus valores éticos ou gerando-lhe um conflito afetivo-emocional grave. Recordar para esquecer é a proposta psicanalítica. Dramatizar para desdramatizar é a proposta psicodramática.

Complexo

Conjunto de representações, emoções e lembranças, em plano quase consciente, com intenso impacto na vida pessoal e no desempenho dos papéis sociais do indivíduo. Estrutura-se a partir das primeiras relações interpessoais da criança, repetindo-se e complicando-se ao longo da vida emocional e comportamental. O conceito foi criado por Jung.

Exemplos de complexos mais significativos: de Édipo, de Electra, de Jocasta, de Laio, de castração. Exemplos dos mais populares: de Don Juan, de Peter Pan, de Cinderela, de superioridade, de inferioridade.

Desejo

O vocábulo na concepção de Freud representa um dos polos dos conflitos defensivos. Para efeito didático vou limitar a três possibilidades conceituais: 1) o desejo consciente diz respeito a vontade, disposição para alguma coisa, anseio, aspiração, cobiça, apetite, concupiscência (desejo carnal, tesão) etc.; 2) o desejo inconsciente, ligado à pulsão sexual, que transformada resulta no afeto; 3) o desejo analítico, estudado por Freud, é aquele que desconhece a si mesmo e pode ser descoberto no processo terapêutico, no desvelamento dos sonhos, do ato falho, dos lapsos e dos sintomas. Ao contrário do que muita gente pensa, este não é obrigatoriamente o desejo sexual inconsciente.

Para Lacan, o desejo analítico provocaria o desejo do paciente em ter reconhecido o seu desejo. E assim coloca o tema no patamar mais alto das teorias psicanalíticas.

Exigência neurótica

Sensação irracional pela qual a pessoa tem o sentimento de que todas as outras pessoas devem estar a seu dispor, para prover-lhe desejos e necessidades. Se não for atendido o neurótico recriminará o que chama de "tratamento injusto", podendo ser tomado de cólera e desejo de vingança, caindo num estado de autocompaixão e de "gênio incompreendido". Esse fenômeno psicológico foi estudado por Karen Horney.

A "criança mimada" de Alfred Adler é o protótipo dos portadores de exigência neurótica. Essa criança entende a sua vida como detentora de todos os direitos e pouca ou nenhuma obrigação. As pessoas existiriam apenas para servi-la. Um desafio para pais e educadores.

Falo

Na linguagem anatômica é "pênis", na linguagem simbólica é *phalo*. O falo diz respeito a toda representação figurada do pênis, como o aríete das guerras medievais. Simbolicamente sempre significará: força, determinação, poder, virilidade mágica (não o priapismo), possibilidade de criar e significante do desejo.

O vocábulo "falo" é pouco encontrado na literatura freudiana e foi Lacan quem passou a utilizá-lo como conceito psicanalítico.

O falo seria um pênis imaginário, simbólico, organizador da sexualidade humana, fundamental na experiência simbólica da castração, pela ausência e pela presença. Na acepção simbólica lacaniana o falo metamorfoseia-se na Lei a que pai, mãe e filho estariam sujeitos, definindo lugares e impondo limites.

Fobia social

Trata-se de um exagero da timidez ou do acanhamento pessoal. Caracteriza-se pelo medo de chamar a atenção de terceiros e medo de ser humilhado ou julgado. Situações mais comuns do aparecimento da fobia social: enfrentar autoridades, uso do banheiro público, ser vítima de brincadeiras ditas "gozações" (*bullying*), ser observado quando está comendo, falando, escrevendo, ser admoestado em público. A sintomatologia consiste basicamente no sentimento de ansiedade ou angústia, no medo subjetivo que a própria pessoa reconhece como irracional, ruborização às vezes, sudorese das mãos, filete de suor frio nas axilas, tremor das mãos ou de todo o corpo, medo de desmaiar. Seu tratamento mais conhecido é o de psicoterapias cognitivas ou de treinamento de papéis. Hoje, em caso de fobia intensa com comprometimento das atividades, utilizam-se de recursos farmacológicos.

Frustração

Palavra bastante vulgarizada refere-se, em psicanálise, à "condição do indivíduo a quem é recusado ou que a si mesmo recusa a satisfação de uma exigência pulsional" (Laplanche e Pontalis). Popularmente refere-se à incapacidade de o sujeito atingir a realização de um objetivo sonhado, com o correspondente sentimento de fracasso. O bom desenvolvimento psíquico se dá quando o indivíduo não teme a frustração, mas tira dela lições de vida para superar as dificuldades atuais e futuras.

Fuga na doença

É a situação em que o indivíduo, para não enfrentar as dificuldades conflituosas que a vida interna e externa lhe impõe, adoece numa neurose, numa doença psicossomática ou até mesmo numa psicose, além de propiciar o agravamento psicológico de doenças originalmente não psíquicas. O tema foi estudado por Freud com base em suas observações sobre a "neurose de guerra".

Investimento afetivo

Trata-se do uso de uma presumível energia psíquica em direção ao próprio indivíduo (autoinvestimento), ao outro de suas relações, ou ao objeto do sentido psicanalítico. (Ver mais à frente: Objeto e Relações objetais.)

Maturidade emocional

Consiste num desenvolvimento tal da personalidade que ela seria capaz de conciliar as necessidades instintivas e primárias internas com as exigências disciplinadoras e secundárias externas, da sociedade.

Franz Alexander chama atenção para o fato de não se tratar de uma "filosofia de vida" aplicada de modo consciente e lúcido. Maturidade emocional refere-se mais a uma "economia" psíquica, em plano inconsciente, dedicada à tarefa de adaptação. O que não impede a pessoa de ter uma "filosofia de vida" consciente e lúcida, como a de respeitar as diferenças entre humanos.

O tema não é destituído de interrogações e uma delas propõe responder quando, como e para que objetivo o indivíduo deve estar maduro. Cada fase etária exigirá um tipo de maturidade. Cada momento também. As "palhaçadas" do carnaval, por certo, não permitirão a crítica da maturidade, o exercício de uma profissão, com certeza, exigirá outra expectativa.

Como elementos a compor a nossa maturidade teríamos: o interesse pela comunidade a que se pertence, o amor gratuito pelo semelhante, o empenho no conhecer as aspirações e dificuldades do próximo (cônjuges, filhos e amigos), ambições adequadas, tolerância para com as frustrações da vida, capacidade de suportar ofensas. Muito cristão para o seu gosto?

A criança começa a construir sua futura maturidade desde cedo. Para isso, deverá ter como espelho para adequada identificação adultos com comportamento e qualidades como: integridade ética, coragem diante da vida, alegria nos bons momentos e firmeza nos contratempos, espírito construtivo e bonomia.

Narcisismo

Hoje é "tema da moda", a que Freud se referia desde 1910 ao estudar a homossexualidade. Em princípio refere-se à mitologia, na qual o efebo Narciso se apaixonou pela própria imagem refletida nas águas de um lago. Freud usa o termo de modo metafórico: no narcisismo primário a criança investiria toda sua energia, seu interesse, sua libido em si mesma; no narcisismo secundário os investimentos seriam sobre o objeto, retomando-os para seu Ego ("Eu gosto de você porque preciso de seu amor"). O narcisismo estaria presente em situações regressivas, cujo polo extremo é o da esquizofrenia, mas também se faria presente, de alguma forma, na estrutura permanente do indivíduo normal como fundamento da autoestima.

Objeto e Relações objetais

Estes são dois temas correlatos e difíceis da teoria psicanalítica. Um dicionário nos dirá que objeto é qualquer coisa existente no tempo e no espaço, de configuração concreta e palpável. Na psicanálise tem outro sentido. Em Freud, objeto sempre será "uma coisa", objetivo ou alvo de uma pulsão ou de um afeto. É entendido, ainda, como a representação das figuras parentais no interior do psiquismo humano. Ainda que o "objeto" de que nos fala o paciente possa referir-se à coisa ou à pessoa concreta, no entanto, ele nos é dado pela visão subjetiva do narrador, como está sendo visto por este último. O objeto é narrado como uma versão de quem nos fala.

Na moderna psicanálise, "relação objetal" refere-se às interações do indivíduo com outros indivíduos, reais ou imaginários, presentes no seu mundo interno ou externo, e cada indivíduo vê a relação com seu "objeto" em versão subjetiva e própria.

Papel (Papel social, Papel psicodramático)

É a expressão operativo-cultural da personalidade. Pode-se dizer, ainda, que papel social é a menor unidade de expressão social e relacional da personalidade, proposta, aceita e estimulada pelo grupo social, conforme nos ensina J. L. Moreno. O papel é estudado sempre no sentido inter-relacional. Para cada papel representado haverá um papel complementar e a interação entre ambos pode ser observada por um terceiro. O papel do professor só existirá quando se relacionar com o papel complementar do aluno e vice-versa.

Papel psicodramático, também chamado de papel psicológico, tem a função da fantasia e do imaginário e diz respeito à dimensão mais singular e individual da vida psíquica do sujeito, à dimensão subjetiva, consciente ou inconsciente.

Também é chamado de papel psicodramático "senso estrito" aquele engendrado no contexto de uma representação dramática com base na criação espontânea do paciente em processo relacional com os seus pares de grupo psicodramático.

Os papéis sociais e psicodramáticos são veículos de mecanismos introjetivos e projetivos, de identificação em especial e de todos os outros mecanismos de defesa.

Psicanálise "selvagem"

Refere-se a um modo de se fazer interpretações psicanalíticas, sem os cuidados necessários quanto a sua consistência e oportunidade. Geralmente atribui-se esse jeito de exercitar a psicanálise a profissionais iniciantes, a amadores ou especuladores de almanaque. Quase todo simbolismo Freud-Junguiano-Grodeckiano, dos anos heroicos, se utilizado sem critério e sem contexto caracterizará a psicanálise das interpretações selvagens, canhestras ou paranoides.

Psicodinâmica

É a compreensão moderna que se tem do psiquismo humano. Os fenômenos psíquicos, a partir de sua gênese pulsional, comportar-se-iam como "forças" inconscientes que se conflitam e se compõem dando como resultado comportamentos existenciais e clínicos, expressos pelos "papéis".

Pulsão

Num primeiro momento a pulsão pode ser entendida como um fenômeno fisiológico, tal como é o instinto ou qualquer outro impulso animal. Mas para Freud a pulsão humana tem um sentido específico, principalmente quando participa do mundo psicológico, da realidade psíquica. A inscrição do biológico no espaço virtual da fantasia e do simbólico, na ordem psíquica, é realizada em função da pulsão recalcada. Pulsão, pois, é esse "fio de navalha" em que o biológico e o psicológico se convergem. É sempre *trieb* e nunca *instinkt*.

Realidade psíquica

A realidade concreta todos nós conhecemos bem. Assim nos confirma o senso comum. Mas há a realidade psíquica descrita por Freud, principalmente por meio de metáforas para facilitar sua compreensão. Ela é fundada no desejo inconsciente e em todas as fantasias daí advindas. No mundo psíquico, principalmente no das neuroses, a realidade psíquica é que deve ser considerada.

Romance familiar

Freud criou a expressão para referir-se à família que o indivíduo reinventa. Então, como que numa novela o indivíduo constrói, pela imaginação, uma nova família, geralmente a dos seus desejos. O psicodrama é uma ótima técnica para "trabalhar" a dinâmica assim estabelecida.

Superstição

Medo irracional que pode ter um caráter cultural e universal, presente em todas as tradições populares. Gato preto, quebrar espelhos, passar embaixo de escada, não se benzer diante de uma cruz, ouvir o canto de certos pássaros, o terceiro a acender um cigarro com o mesmo fósforo seriam presságio de desgraças.

As pessoas obsessivo-compulsivas fazem desses medos irracionais um ritual, acrescentando às superstições universais aquelas de sua própria criação, as idiopáticas. Se não usar aquela camisa xadrez não terei sucesso no meu trabalho; se ao fazer o sinal-da-cruz não beijar as pontas dos dedos serei infeliz; se não levantar com o pé direito o dia não será bom; se antes de fechar a porta da casa eu olhar para fora acontecerá uma desgraça na família, são estas e tantas outras ideias supersticiosas, mais ou menos complicadas, que têm a finalidade de substituir o medo da morte.

Técnicas psicoterápicas

São métodos de tratamento de "distúrbios psíquicos" utilizando-se "meios psicológicos". Por distúrbios psíquicos devemos entender desde as entidades médico-psicológicas (doenças psiquiátricas) até os aborrecimentos cotidianos e aparentemente prosaicos da vida diária. Entre esses polos consideramos, ainda, as situações de crise, os conflitos intrapsíquicos, as exigências no desempenho de papéis, as dificuldades comportamentais e as questões existenciais.

Tudo isso convergindo para a problemática da comunicação e das relações humanas no lar, na escola, no trabalho e na vida social.

Entre as várias técnicas destacam-se: a psicanalítica[7], a da análise existencial, a do psicodrama (com preferência para os grupos), a das terapias cognitivas e a da moderna hipnose (Erikson).

Como *técnica complementar* está o treinamento autógeno de Shultz, que se bem utilizado é de importante ajuda.

O *aconselhamento*, técnica autônoma, mas cujos princípios permeiam todas as demais, busca o ajustamento das tensões dentro da personalidade, o autodesenvolvimento e o equilíbrio do indivíduo com as exigências do seu meio social e ambiental. Busca, ainda, o clareamento dos sentimentos, a compreensão das emoções, a discriminação de necessidades e a conscientização dos desejos inconscientes, estimulando o paciente a encontrar, ele mesmo, os vários caminhos possíveis de resposta e solução.

A boa maneira de conduzir um processo psicoterápico é fazê-lo com base na construção de um "projeto de vida" a ser esboçado e seguido pelo paciente.

---

[7] A psicanálise ocupa o lugar de psicoterapia-mãe. De acordo com a Constitution and Bylaws of the International Psychoanalytical Association (IPA), psicanálise é método de psicoterapia e ciência de pesquisa do funcionamento mental e da estrutura da personalidade.

Anotações bibliográficas

ADLER, A. — *A ciência da natureza humana*. São Paulo, Nacional, 1940.

Dissidente das ideias de Freud, Adler organizou com discípulos e colaboradores o que viria a ser chamado de Psicologia Individual, um sistema caracterológico. O livro foi escrito em linguagem acessível a adultos com razoável instrução. Propõe discutir a questão das neuroses do ponto de vista de um médico conhecedor da alma humana, com ênfase nos aspectos sociais da vida psíquica. Provavelmente, essa edição brasileira, de 1940, só será encontrada em boas bibliotecas e nos "sebos".

ALLPORT, G. W. — *Personalidade - Padrões de desenvolvimento*. São Paulo, Edusp, 1973.

Este é dos mais importantes livros escritos sobre "personalidade", fruto de pesquisa acadêmica sistematizada e ampla. "É destinado a estudantes universitários que tenham pouco ou nenhum conhecimento anterior de psicologia", diz o próprio autor. Discute com propriedade a questão dos papéis e das relações interpessoais, não abrindo mão de valorizar o "sistema interno e coerente" que seria a essência da personalidade. Um livro para se ler com a calma e a atenção de quem realmente quer aprender.

BRENNER, C. — *Noções básicas de psicanálise*. Rio de Janeiro, Imago, 1973.

Este é um livro de iniciação dos mais rentes às ideias de Freud, com destaque especial à "Psicologia do Ego". Em linguagem simples informa sobre o processo, ou seja, como se deu a estruturação da teoria freudiana. É muito claro e de muita unidade.

CASTELLO DE ALMEIDA, W. — *O que é psicodrama?* São Paulo, Brasiliense, 1989.

Esse é um texto de minha autoria para a coleção Primeiros Passos, em que discorro sobre o psicodrama como prática inspirada no teatro, sustentada pela psicologia social e dedicada aos pequenos grupos. Sem colidir com a psicanálise, podendo com ela somar esforços, no entanto, o psicodrama pretende ser método original para trabalhar com grupos operativos e terapêuticos, segmentos comunitários e institucionais. Um grande atrativo para quem cultiva e acredita em propostas sociais e democráticas.

COLEMAN, J. C. — *Distúrbios psicológicos e a vida contemporânea*. São Paulo, Pioneira, 1973.

Um livro de muito fôlego. O autor, professor de psicologia na Universidade da Califórnia (EUA), propõe fazer uma exposição nos progressos científicos ligados à área das ciências "psi", particularmente da psicologia anormal, da psicopatologia.

O esquema conceitual se alicerça na integração de aspectos biológicos, psicológicos e sociológicos das ciências do comportamento. Um livro bem ao gosto da cultura universitária americana, unindo clínica e pesquisa. Um apêndice pretende resumir a teoria psicanalítica e outras teorias da personalidade para servir de esclarecimento ao tema central. Trata-se de um texto para ser estudado e consultado.

DÓRIA, M. CRISTINA SODRÉ — *Psicologia do ajustamento neurótico*. Petrópolis, Vozes, 1974.

Aproveito este comentário para prestar uma homenagem à Madre Cristina, nossa mestra no Instituto Sedes Sapientiae nos anos 70-71.

Seu livro é imperdível. Fruto de anos de estudos, de pesquisa, de magistério, de clínica, de amorosa dedicação a seus alunos. A autora faz questão de afirmar que se trata de "exposição sucinta e sempre inacabada, com o premeditado intuito de desencadear dúvidas e questionamentos ao aluno, sempre convocado como um pensador crítico". É um estudo sobre neurose e seus mecanismos de ajustamento.

FENICHEL, O. — *Introdução à psicopatologia psicanalítica*. Rio de Janeiro, Atheneu, 1981.

Um livro clássico escrito por aquele que foi considerado o mais dedicado continuador dos estudos sobre neurose. Ainda jovem, o autor esteve à frente do Instituto de Psicanálise (a "clínica berlinense") para tratamento gratuito. De 1920 a 1930 houve 1.955 consultas e triagem de 721 pessoas para análise, informou Fenichel num relatório comemorativo. Seu livro é necessário para o conhecimento de todos que querem se aprofundar no tema das neuroses. É sistemático e moderno, como queria o autor.

FREUD, ANNA — *The ego and the mechanisms of defense*. Nova York, International University Press, 1946.

Em princípio, trata-se de um livro de estudos sobre a vida infantil e seus reflexos na vida adulta. A partir do título instaura o que viria se consagrar como "Mecanismos de defesa do Ego". Texto fácil de se ler, até mesmo por pessoas leigas no assunto. Remete o interessado ao trabalho teórico de pesquisa e aplicação, e à clínica terapêutica. O livro revela uma autora sensível e delicada quando a preocupação é tratamento ou educação da criança. Uma leitura indispensável. Há tradução para o português pela Civilização Brasileira.

FREUD, S. (1926) — *Inibição, sintoma e angústia* (Obras Completas, Tomo XX, p. 95). Rio de Janeiro, Imago, 1976.

Pelo menos um trabalho de Freud deveria constar nessa bibliografia comentada, pois seria difícil apontar todos os tomos de sua obra, em que ele toca no tema "defesas", a partir da inauguração do termo em "Neuropsicoses de defesa" (1894).

A escolha desse artigo se deve ao fato de que é nele que Freud se define sobre o conceito de ansiedade. É texto difícil, exigindo do leitor uma boa iniciação nos assuntos psicanalíticos. Sempre é bom lembrar, com Ernest Jones, que as descobertas de Freud não resultaram de uma intuição repentina. Custaram-lhe trabalho árduo, anos de prática e estudos, perseverança, avanços e recuos e até mudanças de trajetórias. Por isso é importante saber qual a sua ideia finalizadora, a que coroa a conceituação última. O livro mais acessível ao leigo, servindo de introdução à psicanálise, é *Psicopatologia da vida cotidiana* (1901). O seu último livro expositivo, *Esboço de psicanálise* (1938/40), apesar de ter aparência, pelo título, de um manual de divulgação, não é para iniciantes. O livro clássico de Freud para a literatura científica e *opus magnus* da Psicanálise é *A interpretação dos sonhos* (1900).

GAY, P. — *Freud - Uma vida para o nosso tempo*. São Paulo, Companhia das Letras, 1989.

Para os que estavam acostumados com a hagiografia de Ernest Jones sobre Freud, a proposta biográfica de Peter Gay é sopro novo e ar oxigenado. Sendo professor de História da Universidade de Yale, o autor não teve outro compromisso senão com a verdade histórica, documentada e muito bem-articulada. Só lendo para se admirar mais ainda o Pai da Psicanálise.

GROSSKURTH, P. — *O mundo e a obra de Melanie Klein*. Rio de Janeiro, Imago, 1992.

Trata-se de um livro bonito, fascinante mesmo. Vagarosamente coloca o leitor diante desse "monstro sagrado" da psicanálise, sua vida e suas teorias vão sendo desveladas, ora com ternura, ora com o impacto das revelações. Mas pretende ser um livro de avaliação equilibrada. Melanie Klein retomou caminhos que até o próprio Freud já havia abandonado. O autor coloca como epígrafe o que seriam as primeiras palavras que Melanie Klein ouvira Freud pronunciar: "Estamos tão dispostos agora quanto estávamos antes a reconhecer as falhas de nosso conhecimento, a aprender coisas novas e a modificar nossos métodos de qualquer forma que possa aperfeiçoá-los". Uma leitura emocionante aberta para pessoas já iniciadas nessa área do conhecimento.

LACAN, J. — *O seminário, livro 1: os escritos técnicos de Freud*. Trad. Betty Milan. Rio de Janeiro: Jorge Zahar, 1986.

Registro esse livro nas notas bibliográficas por ser o mais significativo da obra de Lacan, em termos de facilidade de leitura para quem se inicia. Como é dito na abertura da obra: "O pensamento de Freud é o mais perpetuamente aberto à revisão. É um erro reduzi-lo a palavras gastas. Nele, cada noção possui vida própria. É o que se chama precisamente dialética".

Em sua história, a psicanálise criada por Freud foi se reproduzindo em inúmeras escolas e tendências, numa diversidade responsável por originar projetos analítico-terapêuticos totalmente distantes da ideia fundadora.

Nessa perspectiva surge Jacques Lacan, psiquiatra francês suficientemente corajoso para não se intimidar com sua expulsão, em 1963, da Associação Psicanalítica Internacional (IPA). A sua proposta revolucionária era a do retorno a Freud, significando voltar-se para a clínica rigorosamente freudiana.

Paradoxalmente, Lacan retornou inovando. Introduziu o manejo das palavras de forma radical. Propôs um modo diferente de interpretar a transferência e com base nela criar o diagnóstico psicanalítico. Estimulou-nos a não recuar diante do tratamento das psicoses e perversões, quando até então apenas as neuroses mereciam atenção. Reconduziu a discussão da ética nas psicoterapias. Insinuou a relação singularidade-universalidade entre as exigências epistemológicas. E polemizando, como era de seu estilo, colocou a questão do "tempo lógico" na pauta das técnicas.

No entanto, Lacan nunca abandonou a teoria do inconsciente dinâmico, o conhecimento das pulsões e da economia libidinal, o desejo analítico que desconhece a si mesmo, a intersubjetividade fenomenológica. E, desmentindo seus detratores, sempre considerou os afetos e seus conflitos pela análise do discurso. Lacan ainda desafiou os profissionais da área "psi" a problematizar as razões de sua prática, propondo fundamentos racionais e critérios de cientificidade para esse objetivo. Estruturou, também, a trilogia Real-Simbólico-Imaginário, em que o Real é o sexo inefável, que nada tem que ver com a realidade de cada dia.

Por tudo isso, Lacan é um autor cativante, provocador, transformador e, em seus textos, difícil e hermético. Finalmente, é preciso dizer: para entender os escritos de Lacan é preciso entender os escritos de Freud.

LAPLANCHE E PONTALIS — *Vocabulário de psicanálise*. Lisboa, Moraes, 1976.

É difícil encontrar, no meio dos iniciados, quem não conheça esse dicionário especializado em conceituar e definir a linguagem psicanalítica naquilo que lhe é clássico.

Trata-se de um "instrumento de trabalho" imprescindível aos estudiosos.

MANDOLIN GUARDO — *História general del psicanálise — De Freud a Fromm*. Buenos Aires, Ciórdia, 1969.

Um livro minudente e detalhista sobre a psicanálise e sua evolução, com o propósito claro de não se permitir a distorção do pensamento freudiano. Há de se respeitar as convicções de Freud sobre o objeto de seu estudo. Este é o lema do autor. Trata-se de texto para consulta paciente.

MIRA Y LÓPEZ — *Manual de psiquiatria*. Buenos Aires, El Ateneo, 1943.

Não sei se a atual geração "psi" reverencia a memória do professor Emílio Mira y López como a minha reverenciou. Exilado da Espanha em 1939 ao fim da Guerra Civil, não sem antes amargar nos "campos de concentração", faleceu no Brasil em 1964. Foi um grande psiquiatra e psicólogo, com uma obra científica e de difusão cultural soberba. Falar do autor é credenciar o livro, talvez difícil de ser encontrado nas livrarias, na edição indicada.

TALLAFERRO, A. — *Curso básico de psicanálise*. São Paulo, Martins Fontes, 1989.

O livro é um clássico do ensino da psicanálise na América Latina e tem duas preocupações: incorporar as ideias de Reich de forma harmoniosa no contexto e dirigir-se aos médicos para oferecer-lhes um posicionamento diante do problema das psicoterapias. Uma leitura agradável, didática, sem deixar de ser instigante.

ZIMERMAN, D. E. — *Bion: da teoria à prática*. Porto Alegre, Artes Médicas, 1995.

Alfred Bion, destacado psicanalista inglês, não aceitava a ideia de que as suas elaborações teóricas e sua prática viessem a se constituir numa "escola". Mas inspirado em Freud e Melanie Klein, ele deu contribuições tão originais e inovadoras, ficando difícil acreditar que isso não venha acontecer. Utilizando-se de quatro modelos: o científico, o religioso, o estético e o existencial-pragmático, ele se dedicou à busca reiterada da expansão do conhecimento, sempre na perspectiva do "vir-a-ser" fenomenológico.

Hoje já se fala em psicanalistas bionianos, com forte repercussão em São Paulo. Entretanto, o livro brasileiro de maior abertura para a divulgação de sua obra vem do Rio Grande do Sul, pela pena didática do psicanalista David Zimerman. Um livro para psiquiatras e psicólogos que queiram se iniciar na psicanálise além de Freud.

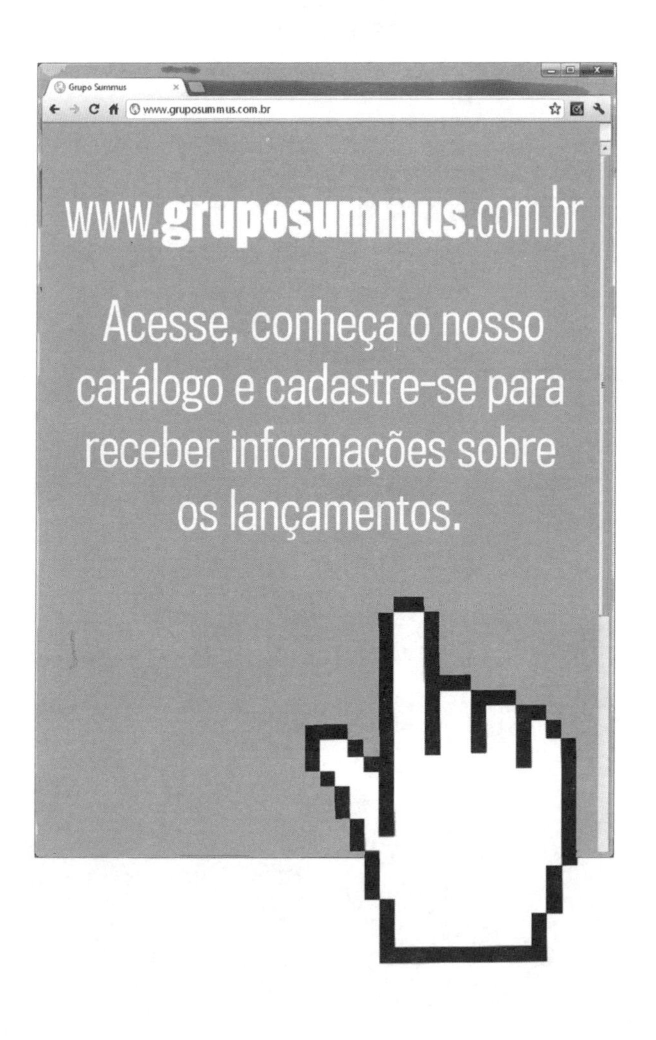
Grupo Summus
www.gruposummus.com.br
www.**gruposummus**.com.br
Acesse, conheça o nosso catálogo e cadastre-se para receber informações sobre os lançamentos.

www.gruposummus.com.br